Das große Yoga Basisbuch

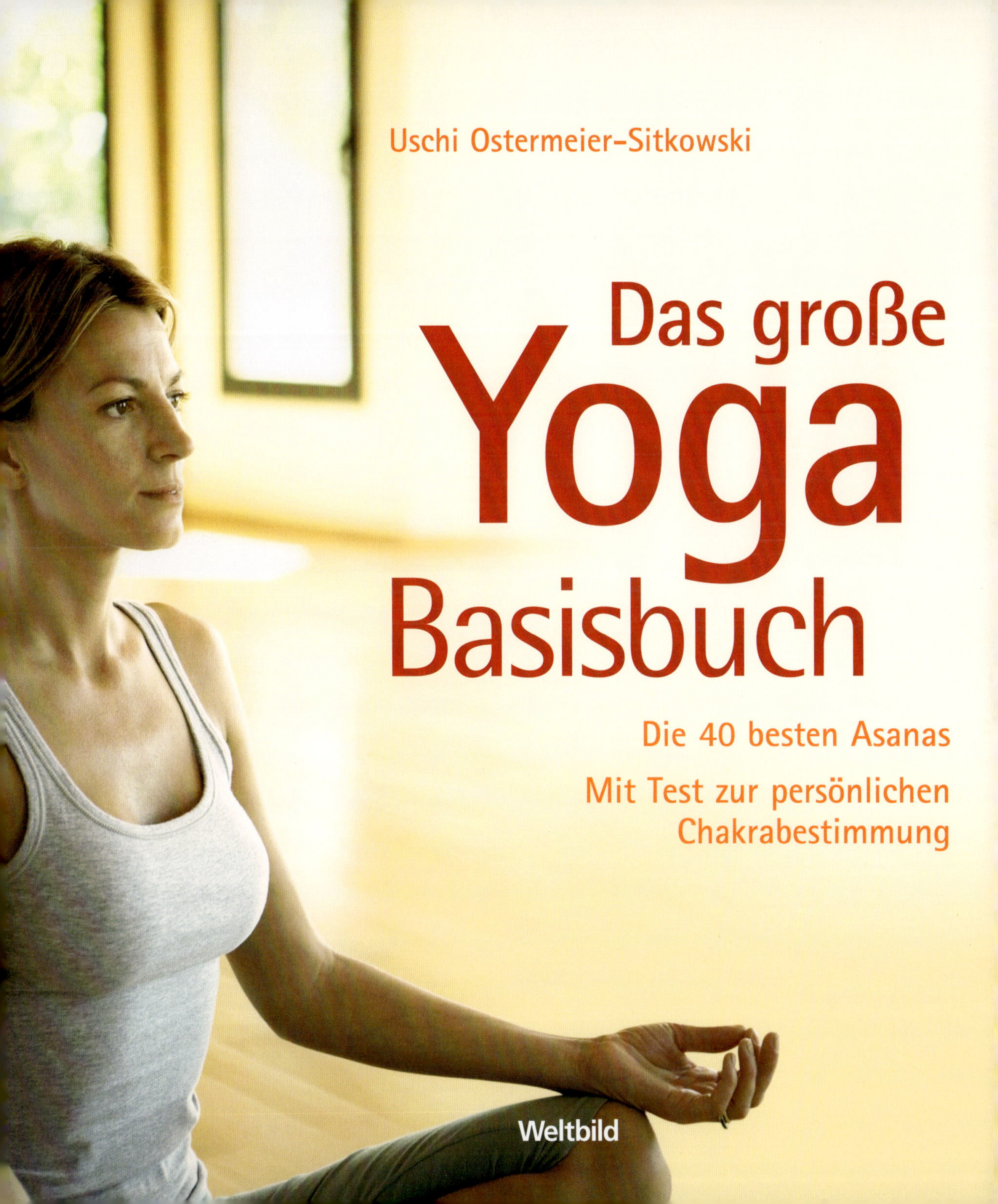

Uschi Ostermeier-Sitkowski

Das große Yoga Basisbuch

Die 40 besten Asanas

Mit Test zur persönlichen Chakrabestimmung

Weltbild

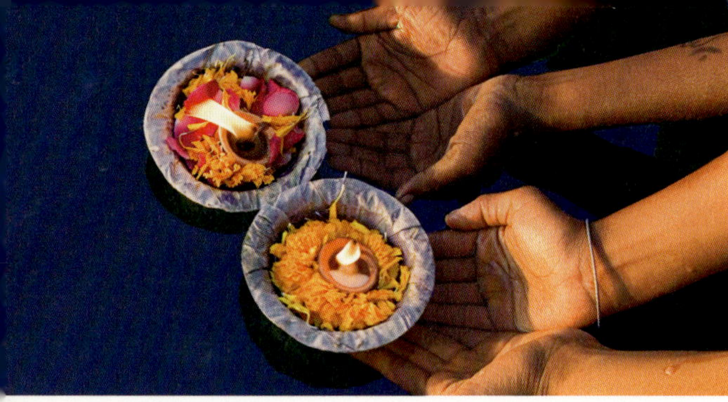
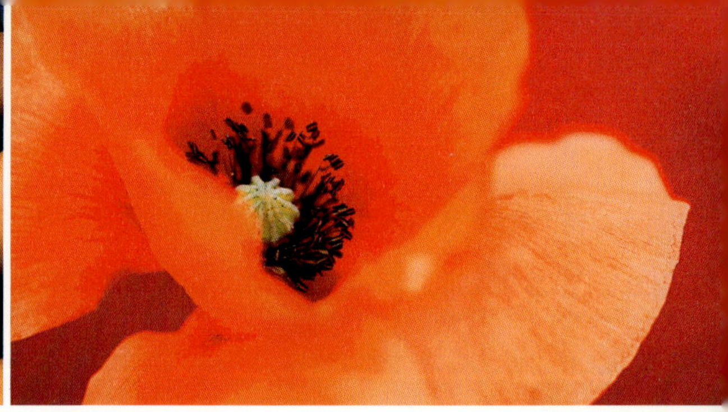

Inhalt

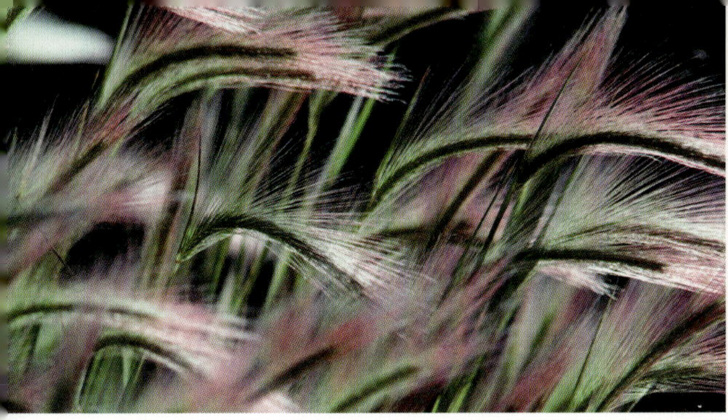
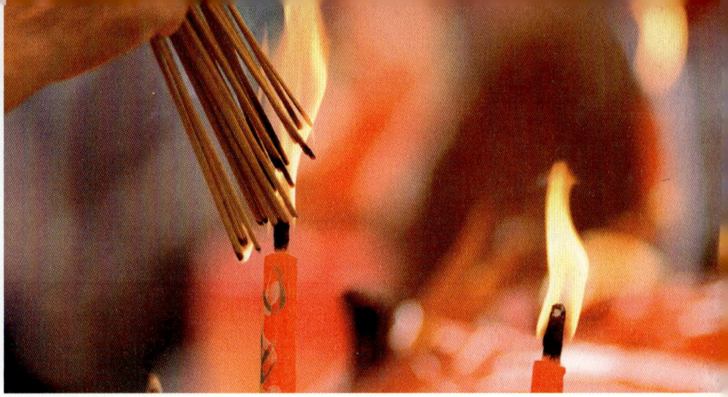

Geleitwort
Yoga – eine alte Wissenschaft

Liebe Leser,

ICH FREUE MICH SEHR, dass Uschi sich dazu entschlossen hat, ihr Yoga-Konzept zu publizieren.
Energie ist ein großes Thema in der vedischen Wissenschaft. Es geht darum, die Energiebalance neu zu definieren, oder – um es in westliche Begriffe zu fassen – das Gleichgewicht von Körper, Geist und Seele zu halten. Verantwortlich für unsere Energieströme sind dabei die Chakras, auf deren Stärkung auch Ayurveda abzielt. Wenn in der westlichen Welt jemand ständig müde und erschöpft ist, verschreibt der Arzt oft nur irgendein Stärkungsmittel.

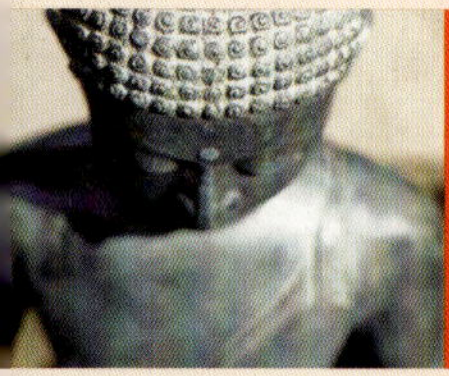

BEI UNS gibt es keine Trennung zwischen Körper und Geist, zwischen Geist und Seele – eins bedingt das andere.

WIR AYURVEDA-ÄRZTE erleben einen solchen Patienten ganz anders: Wir wollen die Ursache des Symptoms finden. Bei uns gibt es keine Trennung zwischen Körper und Geist, zwischen Geist und Seele – eins bedingt das andere. Wir wollen den Menschen kennen lernen. Jeder Mensch vereint eine Reihe von Merkmalen in sich, die wir mit den Elementen – Luft, Wasser, Feuer, Erde und Äther – beschreiben. Daraus definieren sich die verschiedenen ayurvedischen Typen: Vata, Pitta, Kapha. Jeder Typ hat eine Neigung, bestimmte Krankheiten zu bekommen. Wenn wir den Patienten befragt und eingeschätzt haben, helfen wir ihm, sein Leben auf den eigenen Typus einzustellen; das betrifft nicht nur die Ernährung, sondern auch die Bewegung. Yoga energetisiert uns in jeder Hinsicht, es aktiviert die Chakras und die Hormondrüsen. Im Yoga stecken Erfahrungen aus vielen Jahrtausenden. Yoga geht ganz auf den einzelnen Typus ein und verhilft ihm zu neuem Gleichgewicht. Dieses Buch spricht konzentriert das Thema Energie an. Die Übungen eignen sich sowohl für Anfänger als auch für Fortgeschrittene.

ICH WÜNSCHE IHNEN, liebe Leser, dass Sie mit diesem Buch spüren lernen, wo Ihre verborgenen Energien stecken. Ich möchte Ihnen fast versprechen, dass Sie sich wie neugeboren fühlen werden.

Dr. S. K. Kamlesh

Vorwort

Yoga – ein neuer Lebensweg

Liebe Leser,

ETWA IM JAHR 1980 wurde ich zum ersten Mal auf Yoga aufmerksam. Meine damalige Yoga-Lehrerin unterrichtete Hatha-Yoga in der Tradition von Yesudian, was mir zu diesem Zeitpunkt aber nicht viel sagte. Heute weiß ich, dass ich bei ihr genau richtig war. Sie legte viel Wert auf Entspannung und den achtsamen Umgang mit dem Körper. So besuchte ich viele Jahre ihre Kurse.

Ohne dass es mir immer gleich bewusst wurde, veränderte sich mein Körper allmählich. Ich wure flexibler und beweglicher. Yoga hat mein Leben verändert. Ich begann, mich mehr und mehr für verschiedene spirituelle Richtungen zu interessieren, und änderte schließlich meinen Beruf. 1989 legte ich die Heilpraktikerprüfung ab. Etwa zeitgleich absolvierte ich eine Ausbildung zur Sehtrainerin und gebe seit 1989 Kurse zur Augenentspannung und Verbesserung der Sehfähigkeit. Ich habe mich in vielen Bereichen weitergebildet, aber Yoga hat mich nie losgelassen. Meiner Überzeugung nach ist Yoga – ein alterprobtes System – immer noch aktuell.

MIT DER ZEIT spürte ich den Wunsch, Yoga zu unterrichten. Ich fuhr nach Indien und machte eine Ausbildung zur Yoga-Lehrerin in der Sivananda-Tradition. Es war eine harte Schule, die mir viel Disziplin abverlangte und mich oft an meine Grenzen brachte. Yoga-Unterricht in Indien ist kaum den westlichen Bedürfnissen angepasst. Doch waren alle meine indischen Yoga-Lehrer sehr behutsam und haben mich nie dazu bewegt, weiter zu gehen, als es meine körperliche Beweglichkeit erlaubte.

YOGA hat mich nie losgelassen. Yoga – ein alterprobtes System – ist immer noch aktuell.

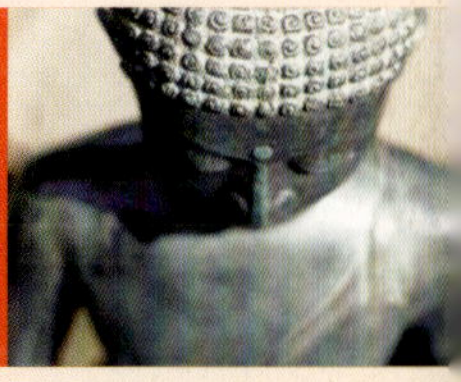

IN MEINEN YOGA-KURSEN lege ich großen Wert auf Entspannung, auf die bewusste Wahrnehmung der Dehnungen und Streckungen und der eigenen körperlichen Grenzen. Ich möchte Ihnen mit diesem Buch einige Anregungen geben und Sie für den Weg des Yoga motivieren. Yoga soll Spaß machen und Freude und Zufriedenheit in Ihr Leben bringen. Viel Erfolg dabei!

Uschi Ostermeier-Sitkowski

So finden Sie Ihr persönliches Chakra

Machen Sie den Test im Buch auf Seite 36f. und finden Sie heraus, wo Ihre Energieblockaden liegen. Die passende Yoga-Übung hilft Ihnen dabei neue Kraft zu schöpfen.

Zentrale Themen	**Yogaübungen**
Spiritualität und Erleuchtung, Verbundenheit mit dem Universum, Religion, Wissen	*Rückenlage, Delfin, Kopfstand, Baum, Berg*
Selbsterkenntnis, Intuition, Achtsamkeit, höhere geistige Erkenntnisse, Vorstellungskraft	*Tänzer, Rad, Löwe, Eingerolltes Blatt, Bauchlage*
Kommunikation, innere und äußere Wahrnehmung, Reinheit, Weite	*Heuschrecke, Schulterstand, Pflug, Brücke, Katze, Held*
Liebe, Mitgefühl, Herzenswärme, Menschlichkeit, Toleranz, Geborgenheit	*Kuhgesicht, Brett, Schiefe Ebene, Hund, Kamel, Fisch*
Willenskraft, Tatkraft, Macht, Ichgefühl, Identität, Durchsetzungsvermögen	*Drehsitz, Bogen, Dreieck, Krähe, Pfau, Kobra*
Vitalität, Geburt, Neuschöpfung, Sexualität, Kreativität, Sinnlichkeit	*Schildkröte, Krokodil, Kniekuss, Rückbeuge, Waage, Vorwärtsbeuge*
Stabilität, Sicherheit, Urvertrauen, Fülle, Wohlstand, Ausdauer, Naturverbundenheit	*Meditationshaltungen, Beinübungen, Schmetterling, Adler*

(Energiezentrum)

Chakra, Lage

- **Scheitelchakra** Sahasrara-Chakra
  am Scheitelpunkt
- **Stirnchakra** Ajna-Chakra
  auf der Stirn, zwischen den Augenbrauen
- **Halschakra** Vishudda-Chakra
  im Halsbereich
- **Herzchakra** Anahata-Chakra
  in der Herzgegend, im Brustraum
- **Nabelchakra** Manipura-Chakra
  im Oberbauch, im Sonnengeflecht
- **Sakralchakra** Swadhisthana-Chakra *im Unterleib, im Keimdrüsengeflecht*
- **Wurzelchakra**
  Muladhara-Chakra
  am Beckenboden, am Ende der Wirbelsäule

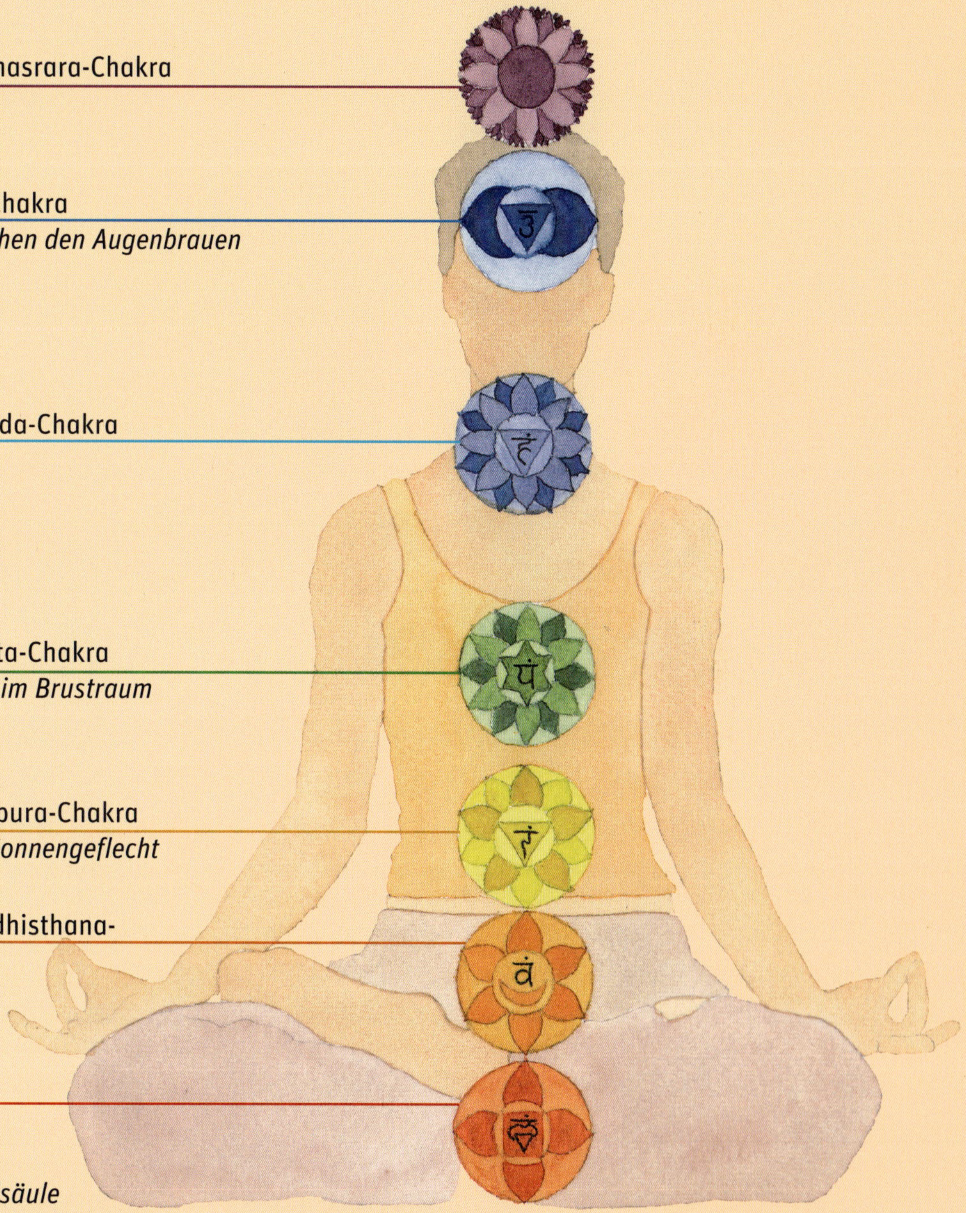

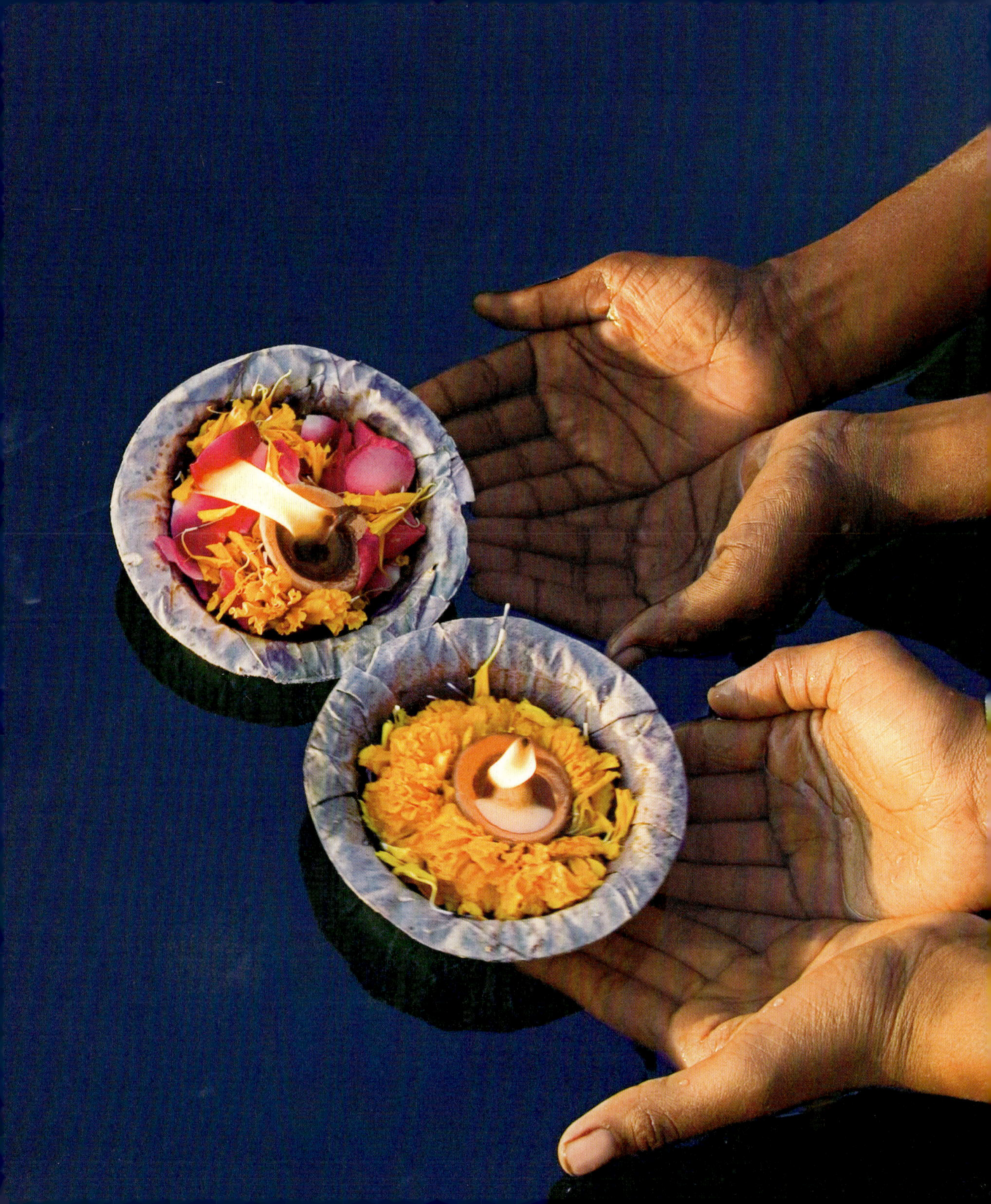

Energie mit

Yoga

»Du bist der Ursprung –
ohne Anfang, Mitte oder Ende.
Deine Größe ist unbegrenzt.
Du hast unzählige Arme;
die Sonne und der Mond sind
deine Augen.
Ich sehe loderndes Feuer aus
deinem Mund – du belebst das ganze
Universum mit deiner Energie.«

Bhagavadgita

Was ist Yoga?

Geschichte des Yoga

YOGA STAMMT AUS INDIEN und ist dort seit etwa 3000 bis 4000 Jahren bekannt. Es gibt Spekulationen, dass Yoga viel älter sei, doch konnte dies nie genau nachgewiesen werden. Die ältesten Spuren sind archäologische Ausgrabungen im Indus-Tal, bei denen etwa 5000 Jahre alte Figuren in Yoga-Positionen gefunden wurden. Ursprünglich war Yoga mehr eine rein geistige Disziplin. Erst später kamen die Körperstellungen, beginnend mit den meditativen Sitzhaltungen, dazu, um über den Körper den Geist zu klären. Asana bedeutet »das Sitzen in der Stille«.

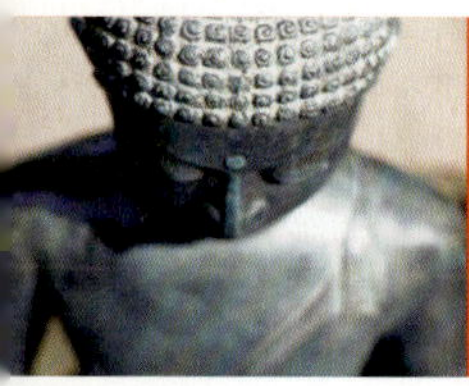

DURCH Yoga wird der Geist befreit, und der Mensch wird eins mit Gott.

Die Verbindung von Körper und Geist

DAS WORT »YOGA« stammt aus dem altindischen Sanskrit, einer der ältesten Sprachen der Welt, die keine normale Umgangssprache war, sondern eine religiöse und philosophische Sprache. Sie wurde oft als »Sprache der Götter« bezeichnet. Die Wurzel des Wortes »Yoga« ist »yui«, ein Begriff, auf den auch das deutsche Wort »Joch« zurückgeht.
»Yui« bedeutet verbinden. Die spirituelle Bedeutung ist die Verbindung von Körper und Geist. Der Körper stellt den Wagen dar, den der Geist des Menschen, das eigentliche Sein, führt und lenkt. So wird durch Yoga der Geist befreit, und der Mensch wird eins mit Gott.

Die Yoga-Lehre

SCHRIFTLICH ERWÄHNT wurde Yoga erstmals in den Upanishaden, dem letzten Teil der Veden, einer Textsammlung, die sich mit den existenziellen Fragen der Menschheit beschäftigt.
Die wohl bekannteste alte Yoga-Schrift ist die Bhagavadgita (»Der Gesang des Erhabenen«), ein Teil des großen indischen Nationalepos Mahabharata. In Indien lernt jedes Kind diese alte Geschichte, in der der Gott Krishna dem Kriegshelden Arjuna den Weg des Yoga aufzeigt. Er unterweist ihn insbesondere darin, durch Pflichterfüllung Befreiung zu erlangen.
Ein weiterer bedeutender Yoga-Text sind die Yoga-Sutras (Sutra = Leit-

faden) des Patanjali, eines indischen Weisen, der um Christi Geburt gelebt hat. Patanjali ist der Begründer des Yoga als systematische Wissenschaft. Ursprünglich war Yoga durch den Hinduismus religiös geprägt, hat sich aber durch die Yoga-Sutras von Patanjali davon befreit. Trotzdem ist Yoga in Indien eine geistige Disziplin geblieben, die alle Religionen Indiens und des Westens verbindet, selbst aber nichts mit einer Religion zu tun hat.

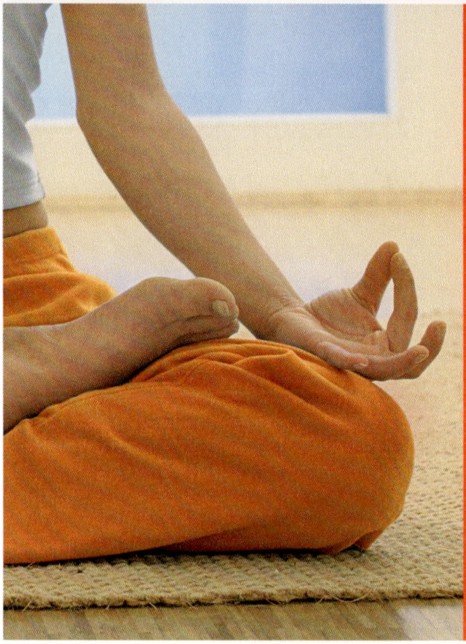

Handstellungen, so genannte Mudras, sprechen bestimmte Bereiche des Körpers und der Seele an. Bei dieser Meditationsgeste bilden Inspiration (Zeigefinger) und Intuition (Daumen) eine geschlossene Einheit.

Eine lange vergessene Tradition

LANGE ZEIT war die Yoga-Lehre in Vergessenheit geraten, besonders ab etwa 1500 n. Chr. Erst im 20. Jahrhundert erlebte Yoga eine neue Blüte und gelangte durch folgende Yoga-Lehrer auch in den Westen:

SWAMI VIVEKANANDA (1863–1903), ein Schüler des berühmten indischen »Heiligen« **RAMAKRISHNA**. Hielt zahlreiche Vorträge in ganz Amerika.

SRI AUROBINDO erbaute in Südindien eine ganze Stadt (Auroville) für spirituell Suchende.

PARAMAHANSA YOGANANDA, seine Autobiografie eines Yogi ist bis heute ein Bestseller.

SWAMI SIVANANDA (1887–1963) gründete 1935 die Divine Life Society (Gesellschaft göttlichen Lebens), die – ähnlich den Idealen Mahatma Gandhis – der Gewaltlosigkeit, Wahrheit, Reinheit und Selbstverwirklichung gewidmet ist.

Sein Schüler **SWAMI VISHNU DEVANANDA** begann 1937 in San Francisco mit dem Aufbau eines weltweiten Netzes von Yoga-Zentren.

B. K. S. IYENGAR (geb. 1918) praktiziert noch im hohen Alter von über 80 Jahren ein strenges Übungsprogramm und legt viel Wert auf korrekte Ausführung der Stellungen.

SRI T. KRISHNAMACHARYA gab seine Lehre an seinen Sohn und Schüler **T. K. V. DESIKACHAR** weiter, der 1976 das Krishnamacharya Yoga Mandiram Yoga Institut (KYM) in Madras, Südindien, gründete. Dieser behutsame Übungsweg ist in Europa und den USA weit verbreitet.

Die vier Hauptpfade des Yoga

IM YOGA werden vier Hauptpfade unterschieden:
Bhakti-Yoga, Inana-Yoga, Karma-Yoga und Raja-Yoga. Alle diese Pfade werden in dem berühmten Text Bhagavadgita (»Der Gesang des Erhabenen«) erwähnt. Dieser ist ein Teil der großen indischen Nationalepen, des Mahabharata, in dem der Gott Krishna dem Kriegshelden Arjuna den Weg des Yoga zeigt. Alle Pfade haben ein gemeinsames Ziel: Selbstverwirklichung und die Vereinigung mit Brahman, dem Göttlichen.

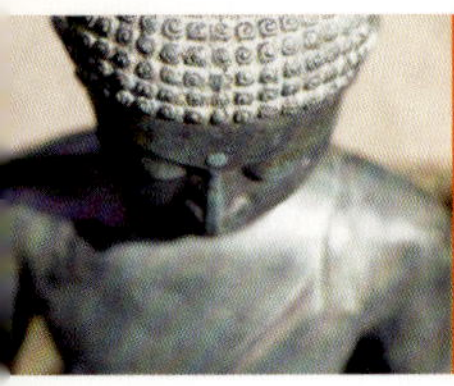

DIE VIER HAUPTWEGE haben ein gemeinsames Ziel: Selbstverwirklichung und die Vereinigung mit Brahman, dem Göttlichen.

Bhakti-Yoga

BHAKTI-YOGA ist eine religiöse Yoga-Form, jedoch ohne Bindung an eine der Religionen. Der Bhakti-Yogi findet seine Erfüllung durch tiefen Glauben, Gebet, Verehrung und Hingabe an Gott sowie bedingungslose Liebe für alle Lebewesen. Dazu benötigt er keine Rituale, Gottesbilder oder Tempel. Er geht auf in der Liebe zu Gott.

Inana-Yoga

INANA-YOGA ist der philosophische Yoga-Pfad, das Yoga der Weisheit und des Wissens. Wie bei der religiösen Yoga-Form liegt das Ziel in der Gottfindung, die hier jedoch über den Weg von intensiver Konzentration, Willenskraft und geistiger Anstrengung angestrebt wird.

Karma-Yoga

KARMA-YOGA ist der Yoga-Weg der Tat. Durch selbstloses Handeln, ohne Bindung an Lob und Anerkennung, ohne Gedanken an Erfolg oder Misserfolg der Taten erlangt der Yogi Selbstverwirklichung und Vollendung.

Raja-Yoga

RAJA-YOGA ist der im Westen am weitesten verbreitete Yoga-Weg. Er beruht auf der Wissenschaft von körperlicher und geistiger Kontrolle. Durch Körperübungen und Atemtechniken, Konzentration und Meditation werden Körper und Geist gereinigt. Der Raja-Yoga-Weg wurde von Patanjali in den Yoga-Sutras (siehe Seite 150f., »Der achtgliedrige Weg«) zusammengefasst. Eine dieser acht Stufen ist Hatha-Yoga, mit dem wir uns in diesem Buch befassen.

Hatha-Yoga

HATHA-YOGA BEZEICHNET den rein körperbezogenen Übungsweg des Yoga. Er entstand um das 9. bis 12. Jahrhundert in Nordindien auf der Basis des Tantra-Yoga. Der Tantrismus wurde um das 7. Jahrhundert entwickelt und bezog erstmals die Hinwendung zu weltlichen Dingen und den körperlichen Weg ein. Das Wort »Hatha« setzt sich aus den beiden Silben »ha« und »tha« zusammen. »Ha« bedeutet in Sanskrit die Sonne oder männliche Energie, »tha« steht für den Mond oder die weibliche Energie. Wer Hatha-Yoga übt, bringt die männlichen und weiblichen Energien zusammen, die in jedem Menschen existieren.

Die Lebensenergie strömen lassen

HATHA-YOGA besteht aus zwei Aspekten: Asanas, den Körperstellungen, und Pranayama, der Atemregelung. Durch die Yoga-Stellungen und die Yoga-Atmung (sowie Meditation) erfahren die Übenden, dass sie von Lebensenergie (Prana) durchströmt und durch ihren Atem mit dem ganzen Kosmos und der göttlichen Energie verbunden sind.
Viele Übungen wirken auf feinstofflichen Ebenen, die uns zunächst nicht bewusst werden. Die wichtigsten Elemente dieser Philosophie sind die Chakras, die Energiewirbel im Körper (siehe Seite 32f.), und die Nadis, die feinstofflichen Kanäle, die den ganzen Körper durchziehen.

Was Hatha-Yoga bewirkt

ZIEL IST, DIE KRAFT der Kundalini-Energie, die im untersten Chakra an der Basis unserer Wirbelsäule ruht, zu wecken. (»Kundalini« ist die Bezeichnung für eine aufgerollte Schlange, die am unteren Ende der Wirbelsäule ruhen soll.) Erreicht wird dies durch Körper-, Atem- und Meditationsübungen. Die Kundalini-Energie steigt durch die einzelnen Chakras entlang der Wirbelsäule auf bis zum Scheitelchakra. Dort findet die Verbindung der beiden Pole im Menschen statt, des geistigen oder männlichen Pols im Kopfbereich und des weiblichen Pols an der Basis der Wirbelsäule, und es kommt zu einer Vereinigung von weiblicher (Shakti) und männlicher Energie (Shiva).
Hatha-Yoga zielt in erster Linie darauf ab, den Körper von Blockaden zu befreien, die Lebensenergie zu vermehren und zum Fließen zu bringen.

> **»DER WEG** aus der Unbewusstheit in das göttliche Selbstbewusstsein, das ist Yoga.«
> *Elisabeth Haich*

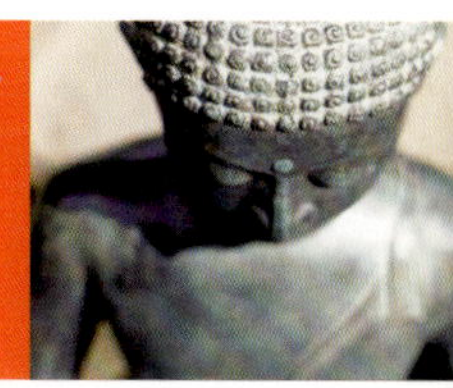

Yoga-Formen

Die vier Hauptpfade des Yoga

Bhakti-Yoga	*der Pfad der Hingabe durch Gebet und Gottesverehrung*
Inana-Yoga	*Yoga der Weisheit und des Wissens*
Karma-Yoga	*Yoga der Tat, des selbstlosen Handelns*
Raja-Yoga	*Pfad der körperlichen und geistigen Kontrolle*

Teile des Raja-Yoga

Hatha-Yoga	*Yoga-Form der körperlichen Übungen, Atemtechniken und Meditation*
Tantra-Yoga	*Vorstufe des Hatha-Yoga, in der erstmals der Weg über den Körper gewählt wurde*
Kundalini-Yoga	*Yoga-Form, die sich aus der Tantra-Philosophie entwickelte*

Info: Die bei uns im Westen am weitesten verbreitete Yoga-Form ist Hatha-Yoga.

Yoga im Westen

Bis auf wenige Ausnahmen entstammen die bei uns angebotenen Yoga-Formen dem Hatha-Yoga, dessen Stil natürlich je nach Ausbildung und Persönlichkeit der Kursleiter variiert. Manche Schulen stellen mehr die Körperübungen in den Vordergrund, während andere sehr therapeutisch orientiert sind oder Meditation und Philosophie betonen.

Dieses Buch möchte eine Verbindung herstellen zwischen Körper, Geist und Seele, so wie es ursprünglich im Hatha-Yoga gelehrt wurde.

Traditionslinien, die dem modernen Yoga zu Grunde liegen

1. Integrales Yoga

BEGRÜNDET VON SRI AUROBINDO in Pondicherry, Südindien. Ein geistig orientierter Übungsweg, der großen Wert auf Meditation und Selbsterfahrung legt.

2. Iyengar-Yoga

BEGRÜNDET VON B. K. S. IYENGAR, geb. 1918 in Poona, Nordwestindien. Ein sehr kraftvoller, körperorientierter Yoga-Stil, bei dem die exakte Ausführung der Übungen sehr wichtig ist.

3. Kriya-Yoga

GEPRÄGT DURCH PARAMAHANSA YOGANANDA. Geistig orientierter Übungsweg. Schwerpunkte liegen auf Meditation und geistiger Unterweisung, aber auch Körper- und Atemübungen.

4. Kundalini-Yoga

BEGRÜNDET VON YOGI BHAJAN. Es handelt sich um Hatha-Yoga im klassischen indischen Stil, mit Atem- und Körperübungen, Mantra-Singen und Ernährungslehre.

5. Sivananda-Yoga

VON SWAMI SIVANANDA begründet in Rishikesh, Nordindien. Klassischer indischer Hatha-Yoga-Stil, Meditation, Atem- und Ernährungslehre.

6. Vini-Yoga

BEGRÜNDET VON SRI KRISHNAMACHARYA in Madras, Südindien, und seinem Sohn und Schüler Desikachar. Hatha-Yoga in Verbindung mit der Yoga-Philosophie Patanjalis. Betonung von individueller Betreuung, auch als Einzelunterricht.

7. Yoga der Energie

BEGRÜNDET VON LUCIEN FERRER und Roger Clerc in Frankreich. Kraftvolles Hatha-Yoga mit Atmung, Konzentration, Meditation, Mantra-Singen und Visualisieren.

8. Power-Yoga

BEGRÜNDET VON PATTABHI JOIS in Mysore, Südindien. Eine kraftvolle und körperbezogene Yoga-Form, geeignet für Menschen, die sehr fit sind und ihren Körper trainieren wollen.

Info: **Fast alle Traditionslinien des modernen Yoga wurden in Indien begründet.**

Fit, jung und gesund

Die positiven Wirkungen des Yoga

HATHA-YOGA IST DER WEG des Körpers, der allerdings nicht auf das Körperliche begrenzt ist. Vielmehr soll der Körper über die verschiedenen Körper-, Atem- und Konzentrationsübungen von Blockaden und Verspannungen befreit werden, sodass die Lebensenergie wieder frei fließen kann.

Den Körper sanft stärken

DER KÖRPER WIRD IM YOGA als Freund und göttliches Geschenk betrachtet; er stellt die Behausung oder das Gefährt von Seele und Geist dar. Wenn wir unser Körpergefühl intensivieren und dadurch bewusster mit dem Körper umgehen, werden wir von gesundheitlichen Störungen befreit und öffnen den Weg für unsere geistige und seelische Entwicklung. Durch das Praktizieren von Asanas und Pranayama – das Lenken der Lebenskraft – wird der Geist zentriert, und wir werden offen für Konzentration und Meditation.

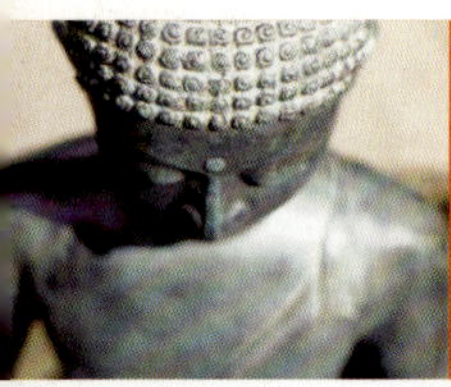

»**GESUNDHEIT** ist Reichtum – geistiger Frieden ist Glück – Yoga zeigt den Weg.«
Swami Vishnu Devananda

Während bei vielen anderen körperlichen Übungen die Muskeln stark trainiert werden, geht es im Yoga darum, heftige Muskelanstrengungen zu vermeiden. Alle Bewegungen werden langsam und stufenweise ausgeführt, stets begleitet von tiefer, angemessener Atmung und gefolgt von Entspannung. Durch Yoga-Übungen können wir die Ansammlung von schädlichen Säuren verhindern oder diese, wenn sie sich bereits in zu hohen Mengen im Blut angesammelt haben, wieder ausscheiden. Die verschiedenen Körperstellungen oder Asanas trainieren jeden einzelnen Körperteil, dehnen und kräftigen die Muskeln, Sehnen und Gelenke und erhalten die Flexibilität der Wirbelsäule. Sie wirken jedoch nicht nur auf die Muskeln und das Knochengerüst, sondern auch auf die inneren Organe und das Nervensystem.

Energiereserven wecken

MITTELS DER KÖRPERLICHEN ÜBUNGEN werden Blockaden im Körper sowie geistige und seelische Spannungen gelöst. Dies kann erstaunliche Energiereserven wecken. Durch die Dehnung und Streckung in den Yoga-

Stellungen können Spannungen bewusst erfahren werden, um danach eine tiefe Entspannung zu erleben. Die Kondition und die körperliche und geistige Spannkraft verbessern sich, und es entsteht ein neues Körpergefühl. Schließlich gelangen wir in einen Zustand völliger Harmonie von Körper, Geist und Seele.

Gesünder leben durch Yoga

DER NATÜRLICHE ZUSTAND des Körpers ist Gesundheit – durch Yoga wird das Potenzial von Gesundheit, Spannkraft und lang währender Jugend vermehrt. Auch nach längerer falscher Beanspruchung des Körpers durch ungesunde Lebensweise kann Yoga viel für die Wiederherstellung der Gesundheit bewirken, denn es bringt die einzelnen Systeme wieder ins Lot.
Yoga fördert die Durchblutung des Körpers bis in jede einzelne Zelle. Damit wird das Gewebe ausreichend ernährt, Schlacken werden abgebaut, die Organe erhalten ihre volle Leistungsfähigkeit zurück, und der Stoffwechsel funktioniert reibungslos.
Yoga wirkt systematisch auf die drei körperlichen Funktionssysteme, den Bewegungsapparat mit Knochen und Bändern, den Stoffwechsel mit Atmung, Blutkreislauf und Verdauung sowie auf das Nervensystem einschließlich Hormonregulation.

Kommen Sie zu sich selbst

NACH EINER GEWISSEN ZEIT werden alle, die Yoga regelmäßig praktizieren, eine Wandlung in ihrem Leben bemerken: die Änderung eingefahrener Gewohnheiten, einen angenehmeren Lebensstil und einen Zustand von innerer Stärke, Harmonie und Frieden. Damit ist das Ziel von Yoga erreicht, die Selbstverwirklichung, die jeder Mensch mehr oder weniger anstrebt.

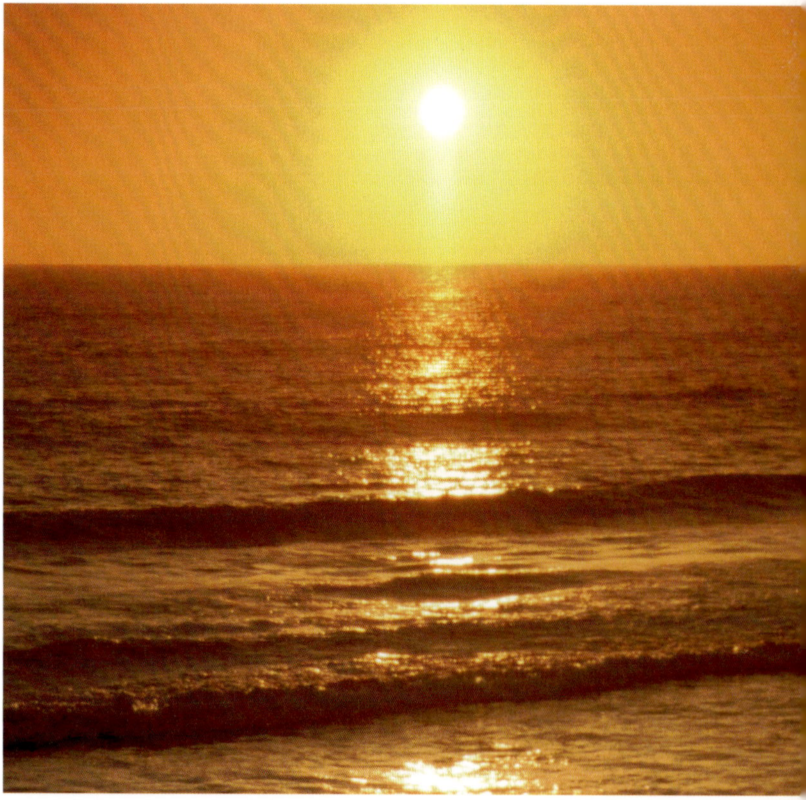

Was hielt die alten Yogis jung?

SCHON VOR LANGER ZEIT wussten die Heiligen Indiens, dass es nicht nur den sichtbaren physischen Körper mit seinen Funktionen gibt. Sie gingen über die physische Ebene hinaus und beschäftigten sich mit den unsichtbaren feinstofflichen Körperhüllen, die den sichtbaren Teil unseres Körpers umgeben.

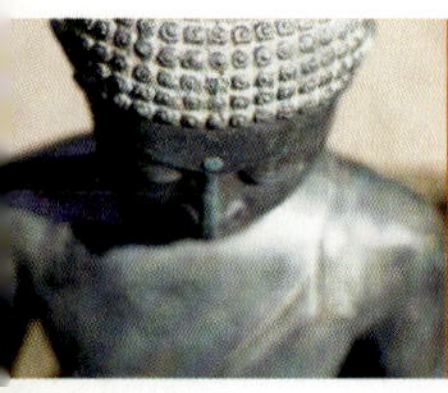

»DIE IMAGINATIONSFÄHIGKEIT ist wichtiger als Wissen.«

Albert Einstein

Die alten Weisen Indiens sahen, dass der Mensch Krankheit, Alter und Tod erleben muss. Das wollten sie ändern, und sie besannen sich auf die geistigen Kräfte des Menschen.

Das vegetative Nervensystem

DIE MEDIZINISCHE LEHRMEINUNG im Westen besagt, dass der Mensch bestimmte Vorgänge im Körper kaum oder überhaupt nicht beeinflussen kann. Es handelt sich dabei um die Funktionen des vegetativen Nervensystems: die Atmung, die Verdauung, der Stoffwechsel und das System der vegetativen Nervenfasern von Herz, Magen, Darm, Blase und Uterus. Ein weiterer Prozess, der nicht dem Willen unterliegt, ist die Regulation der Haut- oder Körpertemperatur.
Auf äußere Signale von warm und kalt reagiert der Körper automatisch. Diese Reaktion auf äußere Reize erfahren wir als Realität.

Der Geist bestimmt über den Körper

DIE ALTEN YOGIS gingen jedoch davon aus, dass die Realität zum größten Teil nicht im Körper, sondern im Geist stattfindet. So übten sie sich darin, selbst ihre Körpertemperatur zu verändern. Sie konnten z.B. ihre Hauttemperatur in weniger als 60 Minuten um 10 °C nach unten oder oben regulieren. Dies erreichten sie in der Meditation, im Zustand vollständiger geistiger Ruhe, indem sie sich auf die Vorstellung der Temperatur, die ihr Körper empfinden sollte, konzentrierten.
Diese Vorgänge sowie die Regulierung des Herzschlags zur Behandlung von Bluthochdruck wurden von Medizinern der Harvard-Universität wissenschaftlich belegt.

Die Energiezentren beeinflussen

IN ÄHNLICHER WEISE verstanden es die alten Yogis, selbst auf die Drüsen und das endokrine System ihres

Organismus einzuwirken. Das endokrine System des Körpers wird von der universellen Energie, die als Lebensenergie im Körper pulsiert, beeinflusst. Indem sie die Chakras, die sieben Energiezentren des menschlichen Körpers, aktivierten, blockierten sie das »Todeshormon«, das für den Verfall des Körpers und den Alterungsprozess verantwortlich ist. Damit erreichten sie, dass sich die Körperzellen wieder erneuerten und vermehrten, wie es im Kindesalter geschieht.

Die alten Yogis schufen somit ihre eigene Realität – sie stellten den Geist über die Materie – und widersetzten sich dem Alterungsprozess. Dies berichten die meist mündlichen Überlieferungen von indischen Meistern, die im Alter von 90, 100 oder noch mehr Jahren einen jugendlichen, strahlenden Körper hatten, der wie Mitte 20 wirkte.

Jung bleiben mit Yoga

LEBEN IST ENERGIE. Um zu leben, muss unser Körper die ihm zugeführte Nahrung in Energie umwandeln. Bei der Erzeugung von Energie entstehen im Körper Abfallprodukte, welche die Zellen zerstören. Während der Verbrennung der Nährstoffe mit Sauerstoff bilden sich so genannte freie Radikale. Diese aggressiven Sauerstoffverbindungen greifen die Schutzschicht um die Zelle und die Chromosomen – das genetische Material des Körpers – an und schädigen unsere Zellen und Gene. Je älter wir werden, umso intensiver wird dieser Prozess.

Den Alterungsprozess aufhalten

WENN WIR ÄLTER WERDEN, finden Veränderungen im Körper statt, die von der Natur vorgegeben sind. Einerseits muss man diese Veränderungen akzeptieren, andererseits hat aber jeder Mensch die Möglichkeit, durch eine gesunde und ausgewogene Lebensweise und die entsprechende geistige Haltung und Willenskraft den Zerfallsprozess einzudämmen und seinen Körper fit, gesund und energiegeladen zu halten.

Beim Üben von Yoga wird relativ wenig Energie verbraucht. Die Energie wird verstärkt durch die Atmung im Körper gelenkt. Dadurch werden weniger schädliche freie Radikale freigesetzt, und der Alterungsprozess wird aufgehalten.

»MAN MUSS schon sehr lange leben, um jung zu werden.«

Pablo Picasso im Alter von 91

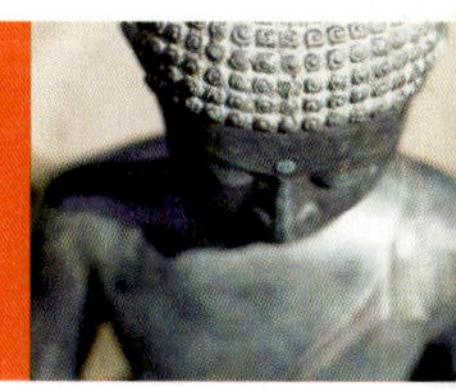

Hormone für mehr Lebensenergie

HORMONE FUNGIEREN ALS Informationsträger zwischen den verschiedenen Zellarten des Organismus. Dieses vielschichtige System kann als wahres Wunderwerk im menschlichen Organismus bezeichnet werden.

Aufgaben der Hormone

Info: **Wer Yoga übt, erhöht seinen Hormonspiegel.**

HORMONE STEUERN den Stoffwechsel und regeln das innere Milieu des Körpers: den Kreislauf, den pH-Wert, Wasser- und Elektrolythaushalt, die Körpertemperatur usw. Darüber hinaus sind sie für unser Wachstum, den Schlaf, die Verdauung, die Fortpflanzung und die Gefühle verantwortlich. Die Hormone sind chemische Botenstoffe, die über den Blutkreislauf in die Organe gelangen und dort bestimmte Reaktionen auslösen; sie werden in den endokrinen Drüsen gebildet.

Hormonregulation im Körper

OBERSTES STEUERUNGSZENTRUM der endokrinen Prozesse ist der Hypothalamus, jener Teil des Zwischenhirns, der direkt mit der Hypophyse, der Hirnanhangdrüse, verbunden ist. Von dort werden die wichtigsten Regulationsvorgänge im Organismus gesteuert: die Wärmeregulation, der Schlaf-Wach-Rhythmus, Blutdruck- und Atmungsregulation, Fett- und Wasserstoffwechsel, Genitalfunktion und Schweißsekretion.

Neben der Hypophyse ist die Zirbeldrüse wichtig für die Regulation des Alterungsprozesses. Sie schüttet das Hormon Melatonin aus, das nachts, wenn wir schlafen, gebildet wird. Je mehr Melatonin erzeugt wird, desto länger bleiben wir jung. Eine erhöhte Produktion von Melatonin normalisiert den Blutdruck, verbessert den Schlaf und stärkt das Immunsystem.

Andere wichtige Hormone sind Testosteron und Östrogen, Kortisol, das Stresshormon Adrenalin und Insulin.

Jung durch Hormone

IM ALTER PRODUZIERT unser Körper immer weniger Hormone. Wird nun der Hormonspiegel angehoben, z.B. durch die Aktivierung der Chakras im Yoga, hält dies den ganzen Menschen jung. Wer Yoga übt, lernt mit Stress besser umzugehen und vermindert so viele gesundheitliche Risiken. Yoga und Meditation entspannen Körper und Geist und reduzieren die Produktion von Stresshormonen in erheblichem Maße.

Vitalstoffe halten jung

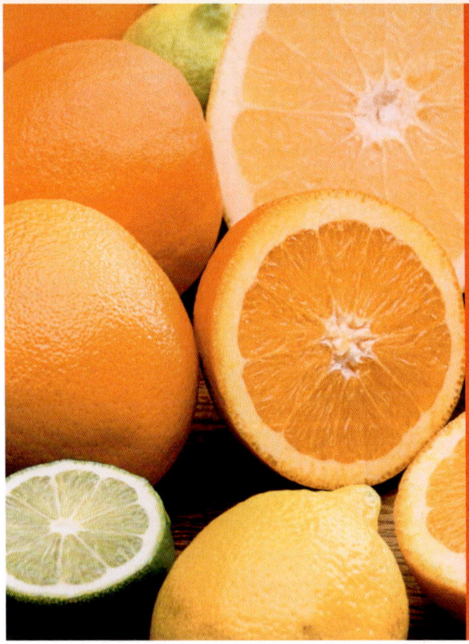

Ein richtiges Verhältnis von Vitaminen und Mineralstoffen ist zur Aufrechterhaltung der Funktion der endokrinen Drüsen und zur Bildung der Hormone notwendig.

NEBEN AUSREICHENDER BEWEGUNG ist es wichtig, dem Körper genügend Vitamine und Mineralstoffe zuzuführen, da er diese selbst nicht oder nur unzureichend herstellen kann.

Gesund durch Vitamine

JEDES VITAMIN erfüllt im Körper in Verbindung mit den Organfunktionen eine wichtige Aufgabe.

- **VITAMIN A:** erhöht die Feuchtigkeit und Jugendlichkeit der Haut, stärkt die Abwehrkräfte des Körpers gegen Infektionen, ist wichtig für das Wachstum und für ein gutes Sehvermögen.
- **DER VITAMIN-B-KOMPLEX** nimmt eine zentrale Rolle im Stoffwechsel ein, steigert den Appetit, unterstützt das Wachstum, erhöht die Widerstandskraft gegen Infektionen und ist verantwortlich für die korrekte Funktion des Nervensystems, eine gesunde Haut und den Haarwuchs.
- **VITAMIN C:** fördert die Knochen- und Zahnbildung, stärkt die Widerstandskraft gegen Infektionen und bakterielle Gifte und erhält die Elastizität der Blutgefäße.
- **VITAMIN D:** kontrolliert den Kalziumgehalt des Blutes und reguliert auf diese Weise die Muskeltätigkeit sowie die Aufnahme und den Stoffwechsel von Kalzium.

- **VITAMIN E:** wird in den Muskeln und im Fett gespeichert, aber schnell verbraucht und muss aus diesem Grund regelmäßig erneuert werden. Ein Mangel an Vitamin E kann Unfruchtbarkeit bei beiden Geschlechtern, Muskelschwäche und Haarausfall zur Folge haben.

Fit durch Mineralstoffe

WICHTIGE ENERGIELIEFERANTEN, die den Körper fit und gesund erhalten, sind die Mineralstoffe Kalzium, Phosphor, Eisen, Jod, Kalium und Natrium.

Beweglich und schön

Die Wirbelsäule – Quelle der Jugend

EINES DER AUGENSCHEINLICHSTEN Merkmale des Älterwerdens ist die zunehmende Krümmung der Wirbelsäule, d.h., die Wirbelsäule verkürzt sich und bildet allmählich einen Buckel. Im Laufe der Jahre werden die Bandscheiben mehr und mehr zusammengepresst und verlieren ihre natürliche Elastizität und Spannkraft. Die Wirbelzwischenräume werden kleiner, und dadurch verkürzt sich die Wirbelsäule. Oft können wir bei älteren Menschen beobachten, dass sie mit zunehmendem Alter immer kleiner werden. Dies ist wiederum auf die Schwerkraft und unsere aufrechte Haltung zurückzuführen.

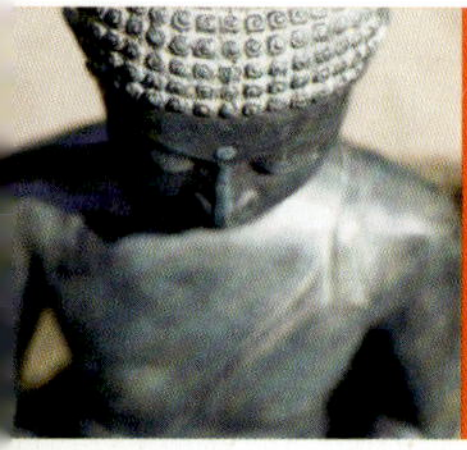

MIT YOGA fängt ein neues Leben an, auch wenn man erst spät damit beginnt.

Ein krummer Rücken mindert die Lebensqualität

VIELE MENSCHEN NEHMEN tagtäglich eine vornübergebeugte Haltung ein, z.B. am Schreibtisch, am Lenkrad, bei körperlicher Arbeit im Garten oder an einer Werkbank und bei anderen Tätigkeiten, die den Oberkörper nach vorn ziehen. Große Menschen neigen oft dazu, eine gebeugte Haltung einzunehmen, um sich stärker »anzupassen«. Nicht zuletzt hat eine gebeugte Haltung mit der allgemeinen Einstellung, mit der Haltung des Einzelnen zum Leben, mit nicht vorhandener Durchsetzungskraft oder mangelndem Selbstvertrauen zu tun.
Wenn sich der Rücken rundet, wird auch der Brustkorb zusammengepresst. Dies wiederum führt zu einer Einschränkung der Atmung – der Atem wird flach. Die Zellen im ganzen Körper erhalten dadurch weniger Sauerstoff. Außerdem wirkt sich der zusammengepresste Brustkorb auf die Funktion der inneren Organe aus. So beeinträchtigen ein runder Rücken und eine verkürzte Wirbelsäule das gesamte System unseres Körpers.

Tipp: **Machen Sie wenigstens einmal täglich eine Vorbeuge, um die Wirbelsäule zu dehnen. Oder legen Sie sich für einige Minuten mit flachem Rücken auf den Boden, die Beine angewinkelt auf einem Stuhl. Dies entlastet die Wirbelsäule, die Bandscheiben dehnen sich aus und erhalten ihre Spannkraft zurück.**

Yoga richtet Sie auf

YOGA-ÜBUNGEN DIENEN hauptsächlich dazu, die natürliche Krümmung der Wirbelsäule und ihre Flexibilität zu erhalten. Der oft als ganz normal angesehene Abbau der Wirbelsäule kann durch Yoga verlangsamt oder sogar aufgehalten werden.
Wer Yoga übt, kann die Beweglichkeit und Elastizität seiner Wirbelsäule aufrechterhalten oder wiederherstellen und sich so sein ganzes Leben lang elastische Bänder und einen gesunden Rücken bewahren.
Die alten Yogis bezeichneten die Wirbelsäule als Sitz der Jugendlichkeit. Ihrer Meinung nach stellt die Vorbeuge die wichtigste Übung zur Erhaltung der Jugend dar. Durch die starke Dehnung löst sie die Wirbelkörper und Bandscheiben voneinander und hält so die Wirbelsäule elastisch.

Yoga hält die Gelenke jung

ALLE KNOCHEN und Knorpel im menschlichen Körper sind durch Sehnen und Bänder miteinander verbunden. Im Laufe der Jahre schränkt sich die Elastizität der Bänder langsam ein, es kommt zu Versteifungen der Bänder, Muskeln und Gelenke. Diese Versteifung kann verschiedene Gründe haben. Meist liegt die Ursache aber in einer falschen Körperhaltung. Durch Yoga kann diese natürliche Versteifung reduziert werden, und der Körper bleibt bis ins hohe Alter biegsam.
Durch die gleitenden und harmonischen Bewegungen wirkt Yoga im ganzen Körper auf das Knochensystem. Das Gewicht wird gleichmäßig auf Knochen und Gelenke verteilt.
Durch die kontinuierliche Wiederholung der Bewegungen wächst der Spielraum der Gelenkigkeit. So können Osteoporose und andere Erkrankungen des Bewegungsapparats eingeschränkt oder sogar verhindert werden.

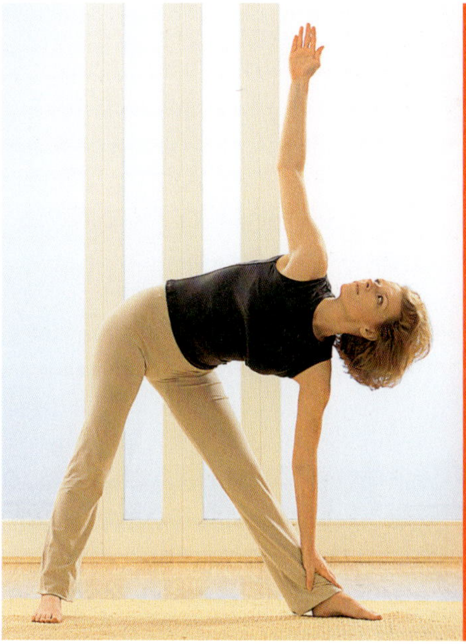

In der Dreieckshaltung wird der Rücken nach den Seiten gedehnt und die Muskeln dabei vollständig gestreckt. Das hält die Wirbelsäule elastisch.

Yoga nützt dem Körper sichtbar

YOGA WIRKT nicht nur positiv auf die inneren Systeme unseres Körpers, sondern es hat durch seine kräftigende und straffende Wirkung auch einen äußerlich sichtbaren Einfluss auf uns.

Eine aufrechte Körperhaltung

Info: Durch Yoga verbessern sich Ihre Körperhaltung und Ihre Ausstrahlung auf andere Menschen.

DURCH DIE AUFRECHTEN Sitz- und Standhaltungen im Yoga wird sich allmählich auch Ihre Körperhaltung verbessern.

Wer viel sitzt, neigt dabei meist den Kopf und Nacken zu weit vor, was zu einer Abrundung des oberen Rückens führt. Aber auch der untere Rücken leidet, denn im Lendenwirbelbereich wird das Becken zu weit nach hinten gekippt.

Der Schlüsselpunkt für eine gute Sitzhaltung ist das Becken. Nur ein nach vorn gekipptes Becken (ein leichtes Hohlkreuz – im Gegensatz zum runden Rücken) ermöglicht eine gerade auf dem Becken ruhende Wirbelsäule. Wenn Sie sich setzen, verlagern Sie einfach Ihr Gewicht, indem Sie den Bauch etwas nach vorn und das Gesäß nach hinten schieben. Dabei richtet sich die Wirbelsäule ohne Anstrengung von selbst auf. So wird Ihre Wirbelsäule entlastet, und die Atmung im Brust- und Zwerchfellbereich kann sich voll entfalten.

Auch im Stand ist eine gute Körperhaltung sehr wichtig: Die Füße stehen fest auf dem Boden, die Schultern sind gerade, das Becken aufgerichtet, sodass weder Bauch noch Gesäß vorgestreckt werden; der Kopf wird gerade gehalten, das Kinn ist leicht nach unten geneigt.

Eine überzeugende Körpersprache

WENN SIE MIT einer aufrechten Haltung durchs Leben gehen, verbessert sich auch Ihre Körpersprache, d.h. die Art und Weise, wie Sie mit Ihrer Körperhaltung, Gestik und Mimik auf Ihre Mitmenschen wirken. Durch Ihren Gesichtsausdruck, Ihre Handbewegungen und Ihre Körperhaltung teilen Sie sich unwillkürlich Ihrer Umwelt mit. Sie zeigen Gefühle und Stimmungen und geben damit Signale an Ihre Umwelt ab. Wer aufrecht steht und geht, zieht unsere Blicke auf sich. Glückliche, erfolgreiche Menschen haben eine gute Haltung und Körpersprache. Durch Yoga-Übungen und Atemtraining können Sie Ihre Haltung und damit Ihre Körpersprache verbessern – Sie werden interessanter, attraktiver und unabhängiger auf Ihre Umgebung wirken.

Eine gewinnende Ausstrahlung

DURCH EINE VERBESSERTE Körperhaltung und Körpersprache verändert sich auch Ihre Ausstrahlung. Beobachten Sie einmal Ihre Mitmenschen im Zug, in der Straßenbahn oder in der U-Bahn. Manche wirken grau und uninteressant, andere dagegen ziehen unsere Blicke auf sich. Manchmal ist es nur ein freundliches Lächeln, eine aufrechte Haltung, eine angenehme Gestik, oder wir spüren einfach, wie dieser Mensch innere Ruhe und Zufriedenheit ausstrahlt.
Wer eine positive Ausstrahlung hat, wird gerne angesprochen und eingeladen. In Gegenwart solcher Menschen fühlen wir uns wohl. Durch Yoga-Übungen und die Anregung der Chakras, unserer Energiezentren, lernen wir mehr Körperbewusstsein, innere Ruhe und Selbstsicherheit und verbessern dadurch unsere Ausstrahlung und damit unsere Wirkung auf andere Menschen.

Eine strahlende und jugendliche Haut

EIN HAUPTAUSDRUCKSMITTEL ist unsere Haut. Sie ist das Kontaktorgan schlechthin. Deswegen wird die Haut oft als Spiegel der Seele bezeichnet. Sie spiegelt unsere innere körperliche Verfassung, unsere Stimmungen, aber auch Stress und wenig Schlaf wider. Die Ursache von schlaffer Haut und anderen Hautproblemen ist häufig ein schwaches Bindegewebe, was wiederum mit einer gestörten Darmfunktion und Übersäuerung des Körpers zu tun haben kann. Aus den Abbauprodukten des Stoffwechsels bilden sich feste Schlacken in den Zellen, die nicht abfließen können. Durch zu wenig Flüssigkeit trocknen die Zellen ein.
Eine jugendliche, gesunde Haut steht auch mit der Hormonproduktion in Zusammenhang.
Wenn Sie durch die Anregung der Chakras die Hormonproduktion in Ihrem Körper steigern und durch Yoga-Stellungen den ganzen Körper dehnen und straffen, wird sich dies auch positiv auf Ihre Haut auswirken.
So wird es möglich, den eigenen Körper schätzen zu lernen und sich in seiner Haut wirklich wohl zu fühlen. Wenn Sie an diesem Punkt angelangt sind, dann strahlen Sie tatsächlich von innen. Sie fühlen sich einfach schön, und diese Zufriedenheit mit sich selbst wird bestimmt auch von anderen Menschen wahrgenommen.

»**DER KÖRPER** ist nur die äußere Hülle des Geistes. Er muss tun, was ihm der Geist diktiert.«
Swami Vivekananda

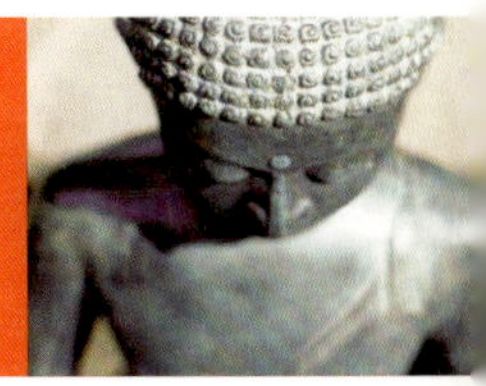

Kraftvoll und gelassen

Prana, die Lebensenergie

BEI ALLEN YOGA-ÜBUNGEN ist die Bewegung der Lebensenergie, des Prana, das Wesentliche. Das Wort »Prana« bedeutet so viel wie Kraft oder Energie. »Ayama« heißt lenken, beeinflussen, kontrollieren. Die Kraft oder Energie bewusst aufnehmen und im Körper lenken – das ist Pranayama.

Speichern Sie Lebenskraft

PRANA IST EINE feine Form der Energie, die in Luft, Wasser, Erde, Sonnenlicht, Nahrung und im ganzen Kosmos enthalten ist und alle Arten von Materie belebt. Durch das Üben von Asanas und Pranayama wird mehr Prana, oder Lebensenergie, aufgenommen und im Körper gespeichert. Dies bewirkt einen enormen Zuwachs von Stärke und Energie.

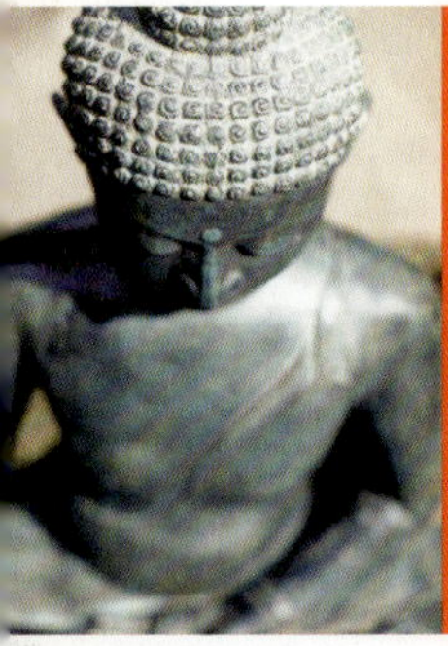

»WAS IMMER du im Universum siehst, was immer sich bewegt, wirkt oder Leben hat, ist eine Manifestation von Prana. Die Gesamtheit der im Universum sich offenbarenden Energie wird Prana genannt.«
Swami Vivekananda

Prana fließt in den Nadis, den Nervenkanälen oder -bahnen im Astralkörper. Die alten Yogis kannten etwa 72 000 Nadis. Die Hauptnadis, Ida und Pingala, fließen entlang der Wirbelsäule und Sushumna im Rückenmark. Kundalini, die schlafende oder ruhende kosmische Kraft an der Basis der Wirbelsäule im Muladhara-Chakra, wird durch Pranayama oder Yoga-Übungen geweckt und steigt dann nach oben bis zum siebten und höchsten Chakra, Sahasrara.

Die Kraft des Prana steuert den ganzen Körper. Jede einzelne Zelle wird durch Prana kontrolliert. Prana ist in der Luft, es ist aber nicht der Sauerstoff, sondern die universelle Energie. Wir nehmen es auf durch die Nahrung, das Wasser und die Luft, die wir atmen.

Pranayama – Kontrolle des Prana

ZIEL IST, das Prana zu kontrollieren. Kenntnis und Beherrschung des Prana wird Pranayama genannt, das uns das Tor zu unendlicher Kraft öffnet und verborgene Energien weckt. Die höchste und feinste Form von Prana im Menschen sind die Gedanken. Durch die Beherrschung des Prana

kann der Yogi seinen Geist auf spirituelle Ebenen erheben und so eine beinahe unbegrenzte subtile Kraft über sich selbst ausüben.
Die Lebensenergie kann im Körper, besonders im Solarplexus, im Nabelchakra, wie in einer Batterie gespeichert werden. Wer viel Prana gespeichert hat, strahlt Kraft und Vitalität aus. Wer regelmäßig Yoga übt, kann durch die Methode des Pranayama geradezu unendliche Vorräte an Lebensenergie schöpfen.

Energie, der Kreislauf der Jugendfrische

PRANA, DIE UNIVERSELLE ENERGIE, kann durch Yoga-Übungen genutzt und im Körper gespeichert werden. Die großen indischen Yoga-Meister wussten, dass unsichtbare Lebensenergie Quelle und Gestalt aller Dinge ist. Sie verbrachten ihr ganzes Leben damit, Fertigkeiten zu entwickeln, um diese Energien im Körper zu lenken und zu beherrschen.
Es gibt bestimmte Möglichkeiten, den Fluss der Energie, der im physischen und feinstofflichen Körper kreist, so zu verstärken, dass das ganze körperliche System verjüngt wird.

Die Chakras aktivieren

DER SCHLÜSSEL dafür liegt in den Chakras. Wenn wir lernen, die Chakras zu aktivieren und dadurch unsere Energiewirbel schneller zu drehen, fließt mehr vitale Lebensenergie durch den Körper. So können wir auf einfache Art Jugend, Gesundheit und Vitalität erhalten.

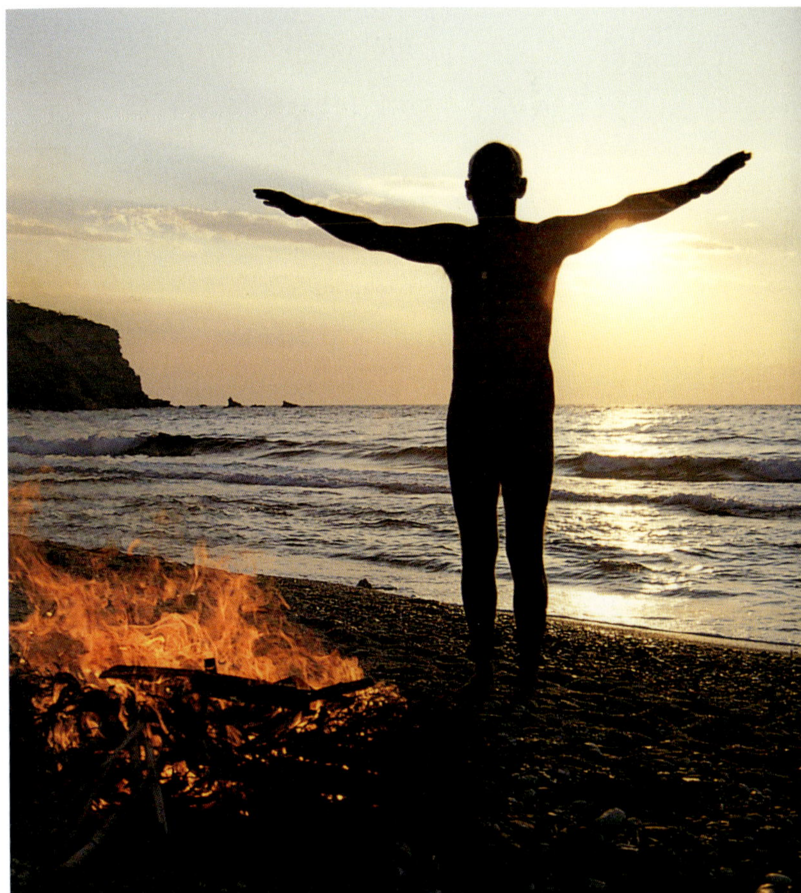

Pranayama, die Yoga-Atmung

BEWEGUNG IST LEBEN – Atem ist Bewegung – Atem ist Leben. In alten Yoga-Texten heißt es außerdem: Aus der Luft schöpft der Körper die Lebenskraft.

Atem ist Energie

WIR KÖNNEN WOCHENLANG ohne Nahrung überleben, einige Tage ohne Flüssigkeit, jedoch nur wenige Minuten ohne Sauerstoff. In jeder Zelle des menschlichen Körpers finden Stoffwechselprozesse statt, aber nur, wenn Sauerstoff vorhanden ist. Der Sauerstoff wird in den Zellen verbraucht – dabei entsteht ATP (Adenosin-Triphosphat), der wichtigste Energielieferant des Stoffwechsels. ATP ist zwar als geringer Energievorrat in den Zellen vorhanden, muss aber ständig neu gebildet werden.

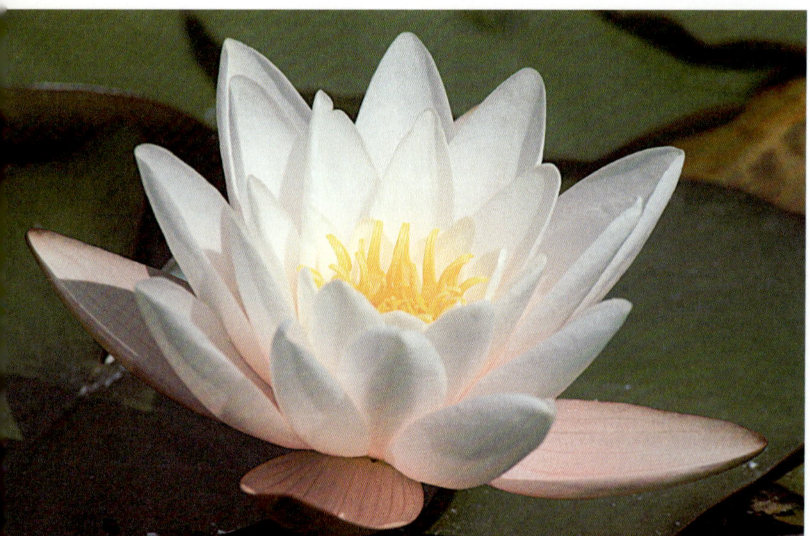

Auf den Atem achten

ENERGIE ENTSTEHT also durch Atmung. Im täglichen Leben wird der Atmung jedoch wenig Bedeutung beigemessen. Dabei können wir durch einfache Atemtechniken den Energiefluss im Körper und damit unsere Leistungsfähigkeit beträchtlich steigern. Außerdem erhöht eine gute Yoga-Atmung die körperliche Spannkraft und steigert die Abwehrkräfte. Die meisten Menschen atmen flach und durch den Mund, und sie beanspruchen durch diese Atmung das Zwerchfell viel zu wenig. Es gilt nun, sich dieser Angewohnheiten bewusst zu werden und sie zu ändern. Für einen Yogi erfüllt die Atmung zwei Hauptfunktionen:

1. Sie bringt Sauerstoff über das Blut in alle Zellen des Körpers, somit auch in das Gehirn.
2. Sie bringt Prana, die Lebensenergie, zum Fließen, was zur Kontrolle des Geistes führt.

Über den Atem nehmen wir ständig Prana auf. Bei der normalen Atmung geschieht dies nur wenig – aber wenn wir uns auf die Atmung konzentrieren, z.B. bei den Yoga-Atemübungen, nehmen wir große Mengen von Prana auf.

Die Atmung beeinflusst unser Nerven-, Hormon- und Immunsystem, den Blutkreislauf und die Tätigkeit jedes einzelnen Organs. Darüber hinaus wirkt sie sich auf unser Denken, Fühlen und Handeln, unsere Stimmungen und das gesamte Wohlbefinden aus.

Es lohnt sich daher, der Atmung von Zeit zu Zeit mehr Aufmerksamkeit zu schenken, innezuhalten, den Atem zu beobachten und zu verbessern. Als Folge davon werden Atemwegserkrankungen seltener auftreten, und die Darmfunktion wird sich verbessern (da das Zwerchfell die Bauchorgane »massiert«). Das Gehirn wird besser mit Sauerstoff versorgt, dadurch wird es leistungsfähiger, die Konzentrationsfähigkeit wird erhöht, die Ausdauer nimmt zu, und der Schlaf wird tiefer, ruhiger und erholsamer.

Die Atmung durch die Nase

DIE YOGA-ATMUNG erfolgt immer durch die Nase. Hier wird die Luft gefiltert, angefeuchtet und erwärmt. Die Atmung soll regelmäßig, langsam, tief und fließend sein.

Für einen Yogi ist die Nasenatmung zudem wichtig für das Prana, die Lebensenergie. In den Nasenhöhlen liegen die Geruchsorgane, an denen das Prana vorbeistreicht, um dann in das Gehirn und Zentralnervensystem zu gelangen. Die Yoga-Vollatmung besteht aus vier Teilen: Einatmung – Fülle – Ausatmung – Leere.

Häufig wird die Einatmung für die wichtigste Phase gehalten. Dabei liegt der Schlüssel im Ausatmen. Ausatmen ist Entspannung, und je mehr Luft wir ausatmen, desto mehr frischen Sauerstoff können wir aufnehmen. Doch alle vier Phasen der Atmung sind wichtig – auch die Pausen. Hier gelangt der Sauerstoff ins Blut, die Energien werden ausgetauscht.

Der Atemvorrat

DIE ALTEN YOGIS haben vor 2000 bis 3000 Jahren die ideale Atemtechnik entwickelt. Nach ihrer Vorstellung ist die Atmung mit einem Kredit vergleichbar: Stellen wir uns vor, wir hätten bei der Geburt eine bestimmte Anzahl von Atemzügen erhalten, deren Vorrat bis zu unserem Lebensende erschöpft wäre. Aus dieser Sicht ist es durchaus einleuchtend, langsam und tief zu atmen.

Hinter jeder Bewegung steckt der unermessliche Vorrat an Prana, der Lebensenergie, die wir mit jedem Atemzug aufnehmen.

Tipp: **Bauen Sie Atempausen in Ihren Alltag ein: Schließen Sie die Augen. Legen Sie die Hände auf den Bauch, und atmen Sie tief durch die Nase ein und aus. Bei jeder Ausatmung tiefer entspannen.**

Info: **Erste Anleitungen zur Aktivierung der verschiedenen Chakras sind bereits in den Upanishaden, den uralten heiligen Schriften Indiens (um 500 v. Chr.), niedergelegt.**

Die Chakras

DAS WORT »CHAKRA« stammt aus dem Sanskrit und bedeutet Rad, Kreis oder Wirbel. Die Chakras sind Energiezentren im menschlichen Körper. Nach indischer Auffassung besteht der menschliche Körper aus fünf Schichten, die wie Hüllen (Koshas) übereinander liegen. Eine davon ist unser sichtbarer Körper. Die anderen vier Schichten sind unsichtbare Energie- und Mentalkörper, die oft auch als Astralkörper oder Aura bezeichnet werden. Die fünf Koshas oder Körperhüllen sind durch die Chakras, sieben Energie-Knotenpunkte, miteinander verbunden.

Alles ist in Schwingung

WIR KÖNNEN uns die Chakras als Schwungräder vorstellen, die Energie von einer niederen auf eine höhere Schwingungsebene bringen. In unserem sichtbaren Körper schwingen die Energiewirbel relativ langsam. Je weiter außen in den Körperschichten, desto feiner und schneller schwingen die Chakras und damit auch die Lebensenergie.

Heiler und Seher in Indien erlangten in meditativer Versenkung tiefstes Wissen über diese feinstofflichen Energiezentren, die von sensiblen Menschen jeder Kultur erfahrbar sind.

Uraltes Wissen

DAS WISSEN um die Chakras ist sehr alt. Sie waren in verschiedenen Kulturen bekannt, am ausgeprägtesten in Indien und in der Yoga-Lehre.

In der westlichen Kultur hat sich C. G. Jung eingehend damit beschäftigt und uns einen Zugang zu diesem wunderbaren System aufgezeigt. Da die Chakras im Astralkörper außerhalb des sichtbaren Körpers angesiedelt und naturwissenschaftlich nicht nachweisbar sind, glauben manche Menschen nicht an ihre Existenz. Jung bezeichnet sie jedoch als »äußerst präzise durchgearbeitetes System psychischer Schichten«, als »Lokalisierung des Bewusstseins«, als »blumenartige Zentren der verschiedenen Sitze des Bewusstseins.«

Wie die Chakras unser Leben beeinflussen

DIE CHAKRAS sind von Menschen in jeder Kultur erfahrbar. Entsprechend ihrer Lage in verschiedenen Körperbereichen beeinflussen sie Organfunktionen wie Herzschlag, Kreislauf, Hormontätigkeit, aber auch Gedanken und Gefühle. Die kosmische Lebensenergie, Prana, die den Menschen ständig durchdringt, wird in den Chakras aufgenommen, gespeichert und für körperliche und seelische Prozesse zur Verfügung gestellt.

Alle Chakras werden mit einer bestimmten Anzahl von Blütenblättern dargestellt, die der Zahl der dort entspringenden Nervenkanäle oder Nadis entspricht. Wenn die Kundalini-Energie durch das Chakra fließt, wird eine Tonschwingung erzeugt, ein so genanntes Mantra. Das Singen von Mantras, den meditativen Urklängen, gehört heute noch zu den wichtigsten Techniken der Yoga-Praxis.
Durch das Üben von Asanas, Pranayama und Meditation wird im Körper Hitze und Energie erzeugt. Diese konzentrierte Energie wird der Kundalini im Muladhara-Chakra, dem untersten Chakra, zugeführt. Von dort kann sie in die höheren Chakras geleitet werden. Die Lebenskraft (Shakti) soll durch Meditation und Konzentration angeregt werden, um sich im obersten Chakra mit dem kosmischen Bewusstsein (Shiva) zu vereinigen. Gelingt diese Verschmelzung des menschlichen und des universellen Bewusstseins, wird das im Yoga als »Samadhi« bezeichnet.

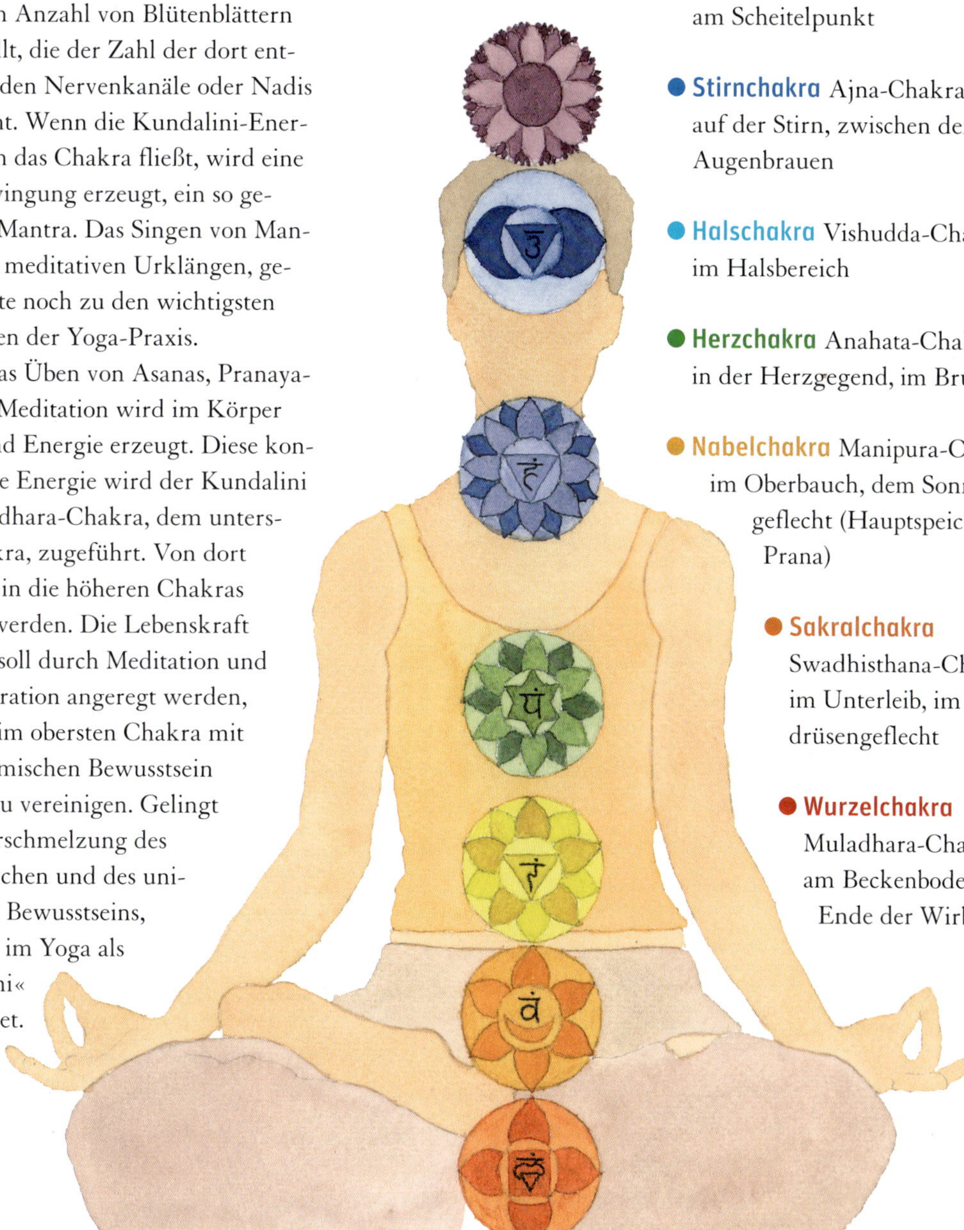

● **Scheitelchakra** Sahasrara-Chakra am Scheitelpunkt

● **Stirnchakra** Ajna-Chakra auf der Stirn, zwischen den Augenbrauen

● **Halschakra** Vishudda-Chakra im Halsbereich

● **Herzchakra** Anahata-Chakra in der Herzgegend, im Brustraum

● **Nabelchakra** Manipura-Chakra im Oberbauch, dem Sonnengeflecht (Hauptspeicher des Prana)

● **Sakralchakra** Swadhisthana-Chakra im Unterleib, im Keimdrüsengeflecht

● **Wurzelchakra** Muladhara-Chakra am Beckenboden, am Ende der Wirbelsäule

Die sieben Chakra-Typen

Info: **Finden Sie Ihren Chakra-Typ und stärken Sie wenig ausgeprägte Chakras durch Yoga-Übungen.**

BEI DEN MEISTEN MENSCHEN ist ein Chakra mehr ausgeprägt als die anderen. Entsprechend den sieben Chakras gibt es sieben Grundtypen, denen bestimmte Persönlichkeitsmerkmale entsprechen. Ziel ist eine Harmonie der Chakras, d.h., dass ein Chakra auf dem anderen aufbaut und sie sich gegenseitig ergänzen.

1. Wurzelchakra-Typ

HAUPTTHEMEN DER Wurzelchakra-Persönlichkeit sind Stabilität, materielle Sicherheit und Überleben. Menschen, bei denen das Wurzelchakra vorherrscht, sind meist sehr erdverbunden und leben gerne in der Natur. Der Umgang mit Geld liegt ihnen ebenfalls. Der Wurzelchakra-Typ kann in Berufen aufgehen, die ihm Bodenständigkeit verleihen, wie z.B. Handwerker, Gärtner, Bauer. Er verfügt über ein enormes Potenzial an Lebenskraft und Lebenswillen, Ausdauer und Durchsetzungskraft.

2. Sakralchakra-Typ

SCHÖPFERISCHE ENTFALTUNG und Lebenslust sind Hauptthemen des Sakralchakra-Typs. Menschen, bei denen dieses Chakra vorherrscht, sind meist sehr kreativ. Sinnlichkeit und sexuelle Energie sind Kräfte, die sich bei ihnen frei entfalten können. Sakralchakra-Persönlichkeiten finden Erfüllung in Berufen, die Kreativität als etwas Handfestes ausdrücken können, wie Bildhauer, Maler, Architekten, Töpfer, Schreiner und Kunstschmiede. Sie sind auch ideale Eltern, die das Beste für ihre Kinder geben.

3. Nabelchakra-Typ

ZENTRALE THEMEN der Nabelchakra-Persönlichkeit sind Durchsetzungs- und Willenskraft, Stärke und Selbstbewusstsein. Menschen, bei denen das Nabelchakra vorherrscht, sind es gewohnt, ihre Ziele durchzusetzen und viel in der Welt zu bewegen. Sie sind deshalb die idealen Führungspersönlichkeiten. Der Erfolg ist ihnen gewiss. Entspannung ist ein wichtiges Thema für Nabelchakra-Typen, denn Entspannung ist die Grundlage, um Kraft aus der Ruhe zu schöpfen.

4. Herzchakra-Typ

LIEBE UND MITGEFÜHL, Offenheit und Toleranz sind die Hauptthemen des Herzchakra-Typs. Menschen, bei denen das Herzchakra vorherrscht, strahlen besonders große Herzlichkeit und Wärme aus, und sie bringen sehr viel Liebe in diese Welt. Sie können sich am besten in sozialen Berufen, etwa als Erzieher, Therapeuten und in Heilberufen, ausdrücken. Aber auch in künstlerischem Gestalten können Herzchakra-Persönlichkeiten der Kraft der Liebe Ausdruck verleihen.

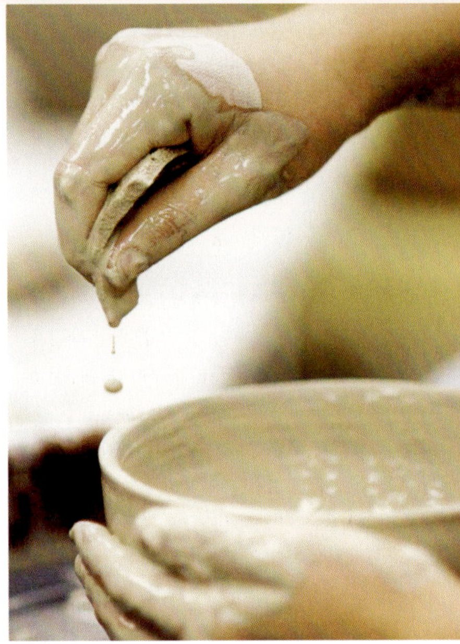

Durch die Anregung des zweiten Chakras – Sakralchakra – wird besonders die Kreativität gefördert.

5. Halschakra-Typ

KOMMUNIKATION IST das Hauptthema der Halschakra-Typen. Über die Sprache teilen sie sich mit und drücken ihre innere Gefühlswelt aus und sie haben keine Scheu vor der Öffentlichkeit. Halschakra-Persönlichkeiten sind gute Redner, Politiker und Lehrer. Ihre künstlerische Begabung drücken sie als Sänger, Schauspieler, Dichter und Schriftsteller aus. Halschakra-Menschen sind vielseitig interessiert und stets bereit, Neues zu lernen und ihren Horizont zu erweitern.

6. Stirnchakra-Typ

ZENTRALE THEMEN des Stirnchakra-Typs sind Fantasie, Weisheit und Selbsterkenntnis. Stirnchakra-Persönlichkeiten verstehen es, Visionen zu entwickeln, z.B. für den Verlauf des eigenen Lebens, aber auch für große Ziele in der Welt. Sie sehen tiefer und nehmen mehr wahr als andere Menschen. Sie strahlen eine große Ruhe und inneren Frieden aus, was sie als geistige Lehrer, Heiler, aber auch Geisteswissenschaftler und Künstler auszeichnet.

7. Scheitelchakra-Typ

SELBSTVERWIRKLICHUNG, Spiritualität, Glaube, Religion und die Suche nach dem Höchsten sind die zentralen Themen des Scheitelchakra-Typs. Menschen, bei denen dieses Chakra vorwiegt, sind unabhängig von äußeren Umständen und lassen sich von Unstimmigkeiten des Alltags nicht aus der Ruhe bringen. Unter ihnen findet man spirituelle Lehrer, Priester und Mönche. Diese Menschen strahlen eine große Güte, innere Ruhe und Kraft nach außen aus.

Chakra-Test

Energiezentren gezielt stärken

Info: **Finden Sie heraus, welches Chakra im Moment mehr Aufmerksamkeit braucht.**

LESEN SIE die folgende Checkliste durch, und kreuzen Sie die Aussagen an, die auf Sie zutreffen. Aus den angegebenen Farben ersehen Sie, welches Chakra dabei angesprochen ist. Stellen Sie fest, welche Farbe am häufigsten vorkommt. So finden Sie heraus, welches Ihrer Energiezentren im Moment am meisten Aufmerksamkeit braucht. Machen Sie in der nächsten Zeit verstärkt die Übungen für dieses Chakra, und entspannen Sie mit dem jeweiligen Meditationstext.

Regelmäßig testen

FÜHREN SIE DEN TEST nach einiger Zeit wieder durch. Womöglich stellen Sie fest, dass ein anderes Chakra geschwächt ist. Machen Sie dann die Übungen für dieses Chakra, und laden Sie es wieder mit Energie auf. Führen Sie die Übungen nicht bei akuten Problemen durch, üben Sie also z.B. die Asanas für das Scheitelchakra nicht, wenn Sie Kopfschmerzen haben, sondern an schmerzfreien Tagen.

Kreuzen Sie in der Tabelle jeweils alle zutreffenden Farben an:

- Ich fühle mich morgens oft matt, müde und abgeschlagen.
- Auch nach ausreichend Schlaf fühle ich mich oft völlig energielos.
- Ich fühle mich nach der Arbeit oft müde, ausgelaugt und energielos.
- Ich fühle mich ausgebrannt von meinem Job.
- Ich habe nicht genügend Ausdauer und Durchhaltevermögen.
- Ich fühle mich energie- und antriebslos.
- Ich habe oft niederdrückende Kopfschmerzen.
- Ich leide unter Migräne.
- Ich schlafe oft schlecht.
- Ich habe häufig eine Nebenhöhlenentzündung.
- Ich bin anfällig für Infekte und Erkältungskrankheiten.
- Ich leide unter einer Allergie.

- Ich neige zu Asthma.
- Mein Immunsystem ist geschwächt.
- Ich kann mich schlecht konzentrieren.
- Ich habe manchmal unbegründete Ängste.
- Ich fühle mich oft traurig und niedergeschlagen.
- Manchmal bin ich richtig ausgepowert.
- Ich bin oft verstimmt und unzufrieden.
- Ich fühle mich gestresst und überarbeitet.
- Ich bin unruhig und unausgeglichen.
- Ich fühle mich unsicher und nicht richtig verwurzelt im Leben.
- Ich hege oft einen Groll gegenüber meinen Kollegen/Mitmenschen.
- Ich habe Probleme mit der Schilddrüse (Über-/Unterfunktion).
- Meine Muskulatur im Kieferbereich ist oft angespannt.
- Ich bin oft heiser.
- Meine Muskulatur im Nacken- und Schulterbereich ist verspannt.
- Meine Verdauung ist gestört (Durchfall oder Verstopfung).
- Ich habe oft Rückenschmerzen.
- Ich habe Schmerzen im unteren Rücken (im Lendenbereich).
- Ich habe öfter eine Blasenentzündung.
- Ich bin häufig von PMS (prämenstruelles Syndrom) geplagt.
- Ich habe oft keine Lust auf Sex.
- Mein Sexualleben ist unbefriedigend.
- Ich habe oft Schmerzen im Unterleib.
- Mein Knochenbau ist schwach.

Auswertung:

- ● = Wurzelchakra, S. 52
- ● = Sakralchakra, S. 64
- ● = Nabelchakra, S. 78
- ● = Herzchakra, S. 92
- ● = Halschakra, S. 106
- ● = Stirnchakra, S. 122
- ● = Scheitelchakra, S. 132

Vor dem Üben

So gelingt die Yoga-Stunde

Info: Auch die äußeren Bedingungen sind wichtig für eine gelungene Yoga-Stunde.

Wo ist der beste Ort?

RESERVIEREN SIE SICH für die Yoga-Übungen einen bestimmten Ort in Ihrer Wohnung. Dieser muss nicht sehr groß sein, sollte jedoch genügend Platz bieten, damit Sie sich in alle Richtungen ausstrecken können (ungefähr drei bis vier Quadratmeter). Der Raum sollte gut gelüftet sein, aber nicht zu kühl (20 bis 22 °C). Nehmen Sie als Unterlage eine Decke oder eine Yoga-Matte aus Schafwolle (Bezugsquellen siehe Seite 160) und für die Standübungen eine Matte mit rutschfester Gummierung.
Für die Meditationshaltungen benötigen Sie ein Meditationskissen, einen Sitzschemel oder ein dickes Kissen, oder Sie rollen oder falten einfach eine Decke zusammen.

Wann ist die beste Zeit?

PLANEN SIE DIE YOGA-ÜBUNGEN in Ihren normalen Tagesablauf ein. Eine gute Zeit ist morgens vor dem Früh-

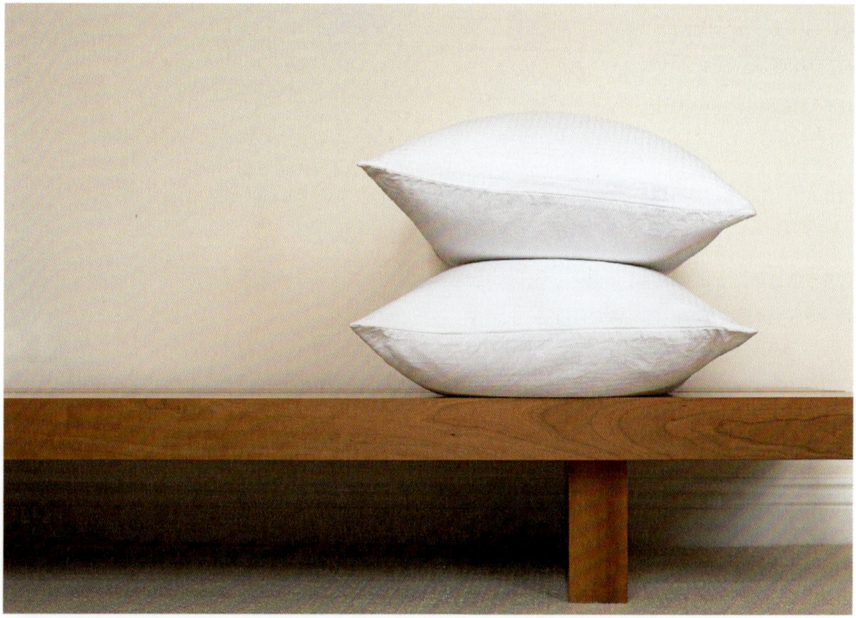

stück oder am späten Nachmittag vor dem Abendessen. Üben Sie in jedem Fall vor den Mahlzeiten – oder achten Sie darauf, dass die letzte Mahlzeit wenigstens zwei bis drei Stunden zurückliegt. Ein Stück Obst kurze Zeit vor dem Üben ist in Ordnung.
Vor dem Schlafengehen können Sie entspannende Asanas oder Meditationshaltungen durchführen. Vermeiden Sie jedoch die Umkehrstellungen, da diese anregen und wach machen.

Wie oft sollten Sie üben?

JE ÖFTER, DESTO BESSER – und regelmäßig. Vielleicht möchten Sie jeden Morgen üben – oder jeden Abend nach der Arbeit, um zu entspannen, oder zweimal pro Woche. Sie können die Übungszeit auch auf morgens und abends verteilen. Auch einmal einen Ruhetag einlegen!

Wie lange möchten Sie üben?

WENN SIE MORGENS sehr wenig Zeit haben, aber trotzdem üben möchten, genügt es, ein paar Sonnengrüße zu machen. In fünf Minuten können Sie den ganzen Körper dehnen und strecken und den Atem in Gang bringen. Eine klassische Yoga-Stunde dauert eineinhalb Stunden, inklusive 15 Minuten Schlussentspannung. Als tägliche Übungspraxis sind jedoch 30 Minuten ausreichend, auch auf zwei 15-Minuten-Einheiten verteilt. Wenn Sie nur zehn bis 15 Minuten am Tag Zeit haben, ist das auch in Ordnung.

Wie lange können Sie eine Stellung halten?

HALTEN SIE EINE STELLUNG, solange sie Ihnen angenehm ist. In der Regel sollte sie drei bis sechs Atemzüge (Ein- und Ausatmen) lang sein. Sie können aber auch kürzer oder länger in der Stellung bleiben. Je geübter Sie sind, desto länger werden Sie eine Stellung halten können. Überfordern Sie sich anfangs nicht! In der Meditationshaltung können Sie fünf bis 20 Minuten oder länger verweilen. Die Schlussentspannung sollte bei einer Stunde Yoga zehn Minuten dauern, bei einer kürzeren Einheit genügen fünf Minuten.

Ausgleich von Ruhe und Spannung

JEDER ASANA sollte eine kurze Ruhehaltung folgen, z. B. Rückenlage, Bauchlage, Eingerolltes Blatt. In der Entspannung wirkt die Dehnung nach – der positive Effekt der Übung stellt sich ein. Beginnen und beenden Sie jede Übungsreihe mit einer Entspannungshaltung.

Info: **Achten Sie darauf, die einzelnen Übungen nur so weit auszuführen, wie es Ihre Beweglichkeit erlaubt. Gehen Sie niemals über Ihre Grenzen hinaus! Schon eine geringe Dehnung kann viel bewirken. Vergleichen Sie sich nicht mit anderen. Jeder Mensch ist einzigartig!**

Buch und CD

Die wichtigsten Tipps

Ein eigenes Programm erstellen

BEGINNEN SIE IMMER mit einer Entspannungshaltung und einem Aufwärmprogramm, z. B. dem Sonnengruß. Üben Sie die Asanas der ganzen CD, oder, bei wenig Zeit, die Übungen für die einzelnen Chakras.
Stellen Sie sich Ihr eigenes Übungsprogramm zusammen (Anregungen dazu finden Sie auf Seite 156f.). Beachten Sie dabei, dass manche Stellungen unbedingt eine Gegenstellung erfordern, so z. B. nach dem Kniekuss eine Rückbeuge. Beenden Sie Ihr Übungsprogramm mit der Schlussentspannung. Wenn Sie sich auf ein Chakra konzentrieren möchten, schauen Sie das jeweilige Farbbild an, und tauchen Sie mit dem Blick in die Farbe ein. Lesen Sie den Text dazu, oder hören Sie ihn von der CD. Visualisieren Sie die Farbe in dem jeweiligen Chakra, und entspannen Sie sich.

Info: **Ein Buch kann natürlich niemals einen Lehrer ersetzen. Suchen Sie sich einen Yoga-Kurs oder eine/n private/n Lehrer/in in Ihrer Nähe. Adressen finden Sie auf Seite 162.**

Mudra – das Fingeryoga

BEGLEITEND ZU DEN ASANAS können Mudras, die Fingerübungen des Yoga, ausgeführt werden. Sie unterstützen ebenso den Energiefluss und haben eine genauso lange Tradition wie das selbst. Im Übungsteil sind jene Fingerstellungen abgebildet, die am besten mit dem jeweiligen Chakra harmonieren. Mudras können zudem in fast jeder Lebenssituation problemlos ausgeübt werden.

Finden Sie Ihr Chakra

FÜHREN SIE DEN TEST auf Seite 36 durch. Finden Sie damit das Chakra, das im Moment am meisten Aufmerksamkeit braucht. Es kann sich auch um mehrere Chakras handeln. Üben Sie dann hauptsächlich die Übungen für diese Energiezentren. Laden Sie sie mit Energie auf, und harmonisieren Sie so Ihren ganzen Körper.

Wann Sie nicht üben sollten

SETZEN SIE SICH NIEMALS dem Druck aus, Yoga üben zu müssen. Es gibt Zeiten, in denen eher Ruhe und Entspannung angesagt sind. Richten Sie sich feste Zeiten für Ihr Übungsprogramm ein, aber gönnen Sie sich auch mal einen Ruhetag. Üben Sie nur, wenn Sie dazu bereit sind. Üben Sie nicht, wenn Sie eigentlich keine Zeit haben, wenn Sie krank sind oder sich krank fühlen.

Wenn Sie ernsthafte gesundheitliche Probleme oder chronische Beschwerden haben, sollten Sie Ihre Übungspraxis mit Ihrem Arzt oder Heilpraktiker absprechen.

Vorsicht bei akuten Beschwerden

Folgende Übungen bei den angegebenen Beschwerden nicht bzw. vorsichtig durchführen

Akute Beschwerden im unteren Rücken, Bandscheibenprobleme, Ischias, Hexenschuss:	*Beinübungen, Schulterstand, Pflug, Fisch, Schildkröte, Vorbeuge, Kniekuss, Kobra, Heuschrecke, Drehsitz, Bogen, Kamel, Dreieck, Tänzer, Sonnengruß*
Beschwerden in der Halswirbelsäule:	*Schulterstand, Pflug, Kopfstand, Brücke, Fisch*
Schilddrüsenüberfunktion:	*Pflug, Schulterstand, Kamel, Fisch, Bogen*
Beschwerden in den Knien:	*Halbmond, Katze, Kamel, Drehsitz, Lotossitz, Fersensitz, Tänzer, Baum, Sonnengruß*
Beschwerden in den Hüftgelenken:	*Dreieck, Kamel, Drehsitz, Krokodil, Tänzer, Lotossitz, Baum, Schildkröte, Sonnengruß*
Beschwerden in den Schultergelenken:	*Schiefe Ebene, Kuhgesicht, Hund, Brett*
Beschwerden in den Handgelenken:	*Krähe, Pfau, Hund, Schiefe Ebene, Brett*
Krampfadern und Venenleiden:	*Kuhgesicht, Lotossitz, Fersensitz*
Entzündungen im Bauchraum:	*Eingerolltes Blatt, Kobra, Vorbeuge, Dreieck, Heuschrecke, Bogen, Krokodil, Schildkröte, Sonnengruß*
Entzündungen im Kopfbereich, Kopfschmerzen, Migräne, Schwindelanfälle, Ohrensausen (Tinnitus):	*Schulterstand, Kopfstand, Brücke, Kniekuss*
Augenerkrankungen wie grüner Star, Netzhautablösung:	*Kopfstand, Schulterstand, Kniekuss, Brücke*
Während der Monatsblutung:	*Schulterstand, Kopfstand, Pflug*

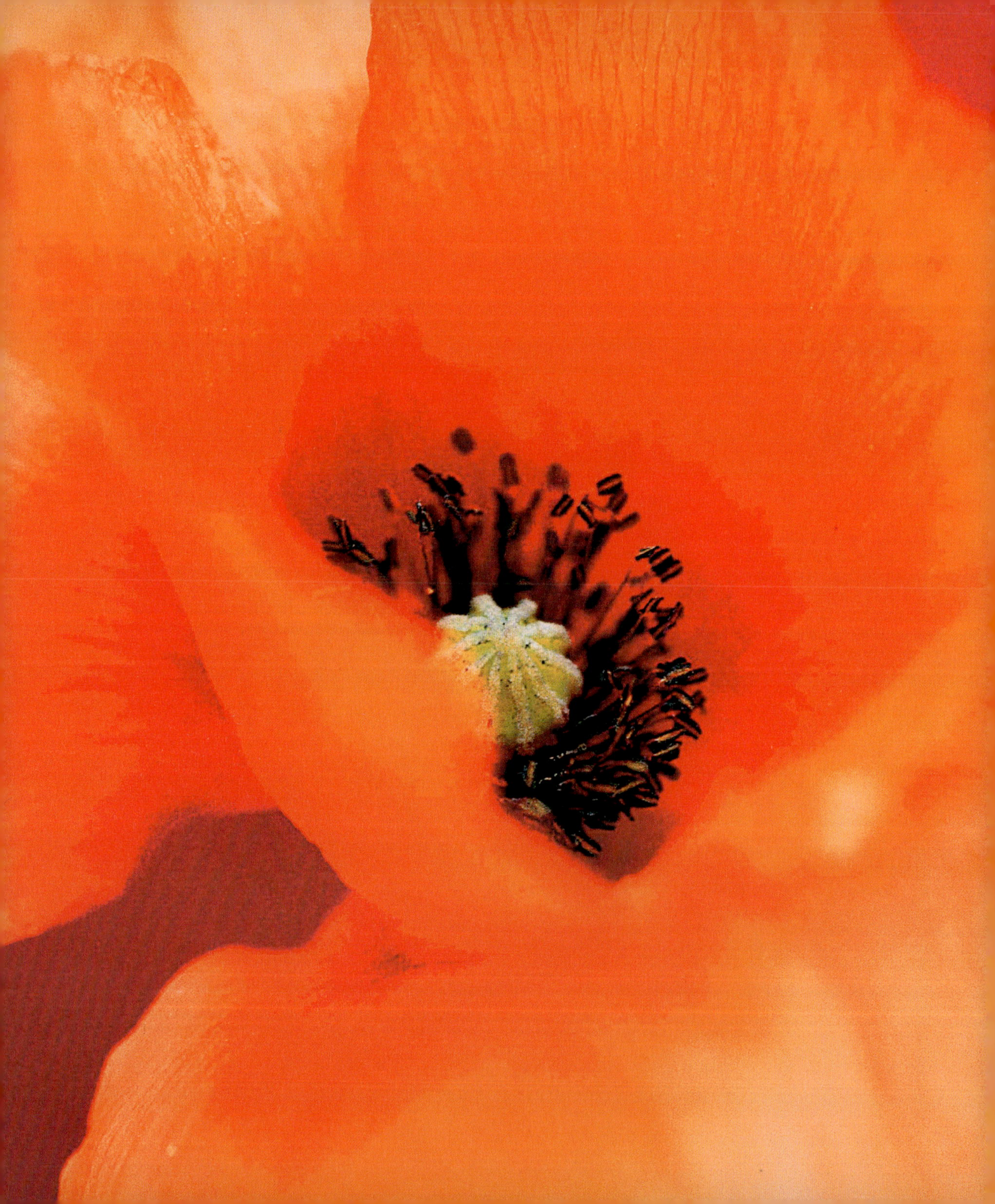

40 Asanas für mehr

Energie

»Je tiefer du schaust,
desto mehr wirst du entdecken,
denn in dir befindet sich
die Quelle der Weisheit,
des Verstehens und des Erwachens –
du brauchst sie nur zu berühren.«

Thich Nhat Hanh

Savasana
Entspannung in Rückenlage

Diese Übung hat Auswirkung auf:

Körper und Geist	*kommen zur Ruhe*
Atem	*wird verlangsamt*
Puls	*wird verlangsamt*
Stress und Spannungen	*werden gelöst*

DIE RÜCKENLAGE ist die klassische Entspannungshaltung, die jede Yoga-Stunde einleiten und beenden sollte (ausgenommen sind Kurzprogramme, z. B. am Morgen). Diese Haltung ist nicht so unspektakulär, wie sie wirkt, besonders wenn Körper und Geist angespannt sind. Gelingt die Entspannung jedoch, können sich Körper und Geist ideal auf die anschließenden Übungen einstellen.

Info: **Durch diese einfache Entspannungsübung wird ganz viel Energie im Körper aufgebaut.**

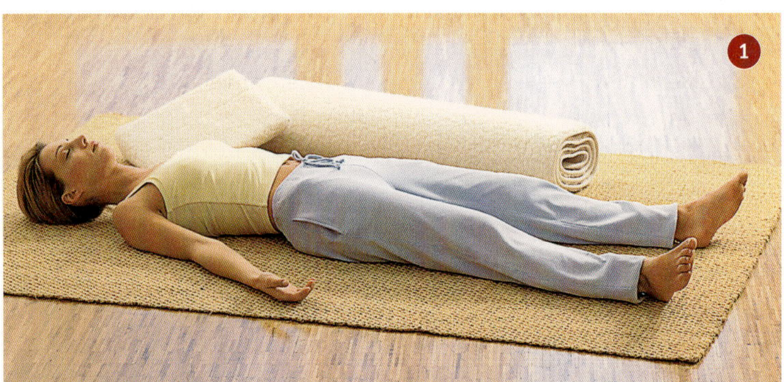

Ausgangshaltung: Auf den Rücken legen. Beine leicht grätschen. Die Fußspitzen nach außen. Die Arme liegen locker neben dem Körper. Handflächen nach oben, Schultern entspannt. Der Kopf liegt gerade auf dem Hinterkopf, Nacken in einer Linie mit der Wirbelsäule.

❶ Die Augen schließen, die Aufmerksamkeit nach innen richten. Spüren, ob der Körper wirklich entspannt auf dem Boden liegt. Haltung korrigieren. Ganz bewusst durch den Körper gehen – Füße, Waden, Oberschenkel, Becken, Rücken, Arme und Hände, Schultern und Nacken sowie den Kopf spüren. Ganz bewusst alle Muskeln loslassen.

Die Aufmerksamkeit auf den Atem lenken. Spüren, wie sich beim Einatmen die Bauchdecke hebt und beim Ausatmen senkt. Auch die Pausen wahrnehmen und dann das Einatmen ganz von selbst geschehen lassen. Bei jedem Ausatmen alle Muskeln loslassen und noch tiefer in die Unterlage einsinken. Bei jedem Ausatmen noch mehr entspannen. Spüren, wie jeder Atemzug den Körper energetisiert und vitalisiert.

Den Körper stärken

Beckenübungen

VERSPANNUNGEN IM Beckenbereich können sich auf die Muskulatur in anderen Körperbereichen auswirken. Die Übungen für das Becken entspannen die Basis der Wirbelsäule und stärken somit den ganzen Körper.

Diese Übung hat Auswirkung auf:

untere Wirbelsäule	*wird gedehnt und entspannt*
obere Wirbelsäule	*wird entspannt*
Nacken	*wird entspannt*
Beckenbodenmuskulatur	*wird gekräftigt*
Körperhaltung	*wird verbessert*

Beckenschaukel und Beckenkreisen

❶ Arme neben den Körper legen, Beine anwinkeln. Die Augen schließen und das Becken spüren. Becken in Richtung Steißbein schieben. Spüren, wie sich der obere Beckenrand hebt und der Rücken ein leichtes Hohlkreuz bildet.

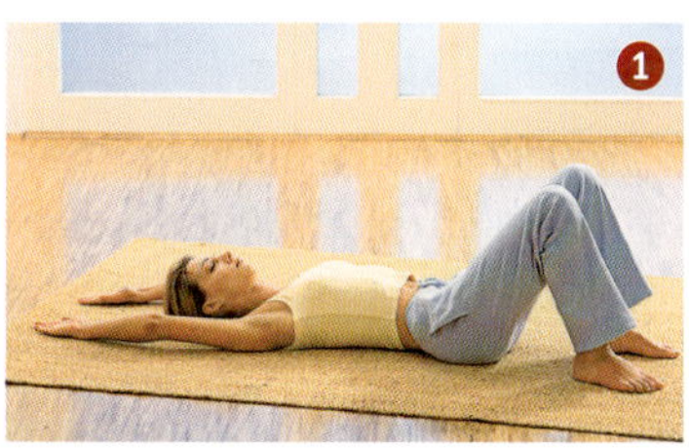

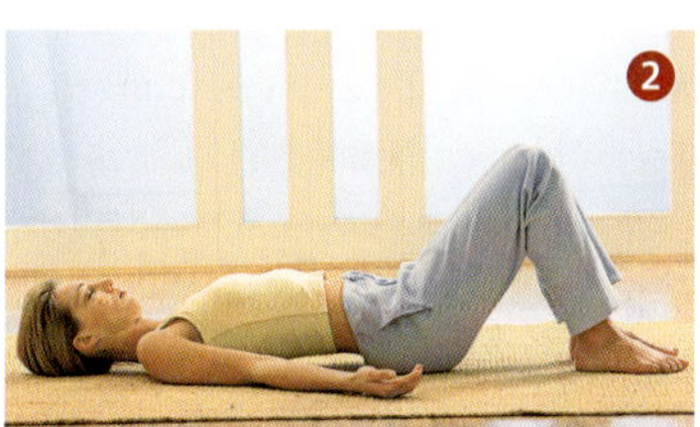

❷ Das Becken sanft zum oberen Beckenrand bewegen. Spüren, wie der Rücken nun flach auf dem Boden liegt.
Becken einige Male sanft auf und ab schaukeln. Die Wirbelsäule bewegt dabei den Kopf mit und lockert den ganzen Rücken.
Becken von der linken zur rechten Seite schaukeln. Knie dabei locker lassen. Dann auf dem Becken kreisen. Knie locker lassen und spüren, wie der Kopf sich mit bewegt. Nun in die andere Richtung kreisen.
Anschließend ruhig liegen und spüren, ob sich die Lage des Beckens verändert hat.

Streckung des Beckens

❸ Arme hinter den Kopf strecken, Füße aufstellen. Rechten Arm nach hinten ziehen, dabei ausatmen. Zehen des rechten Fußes zum

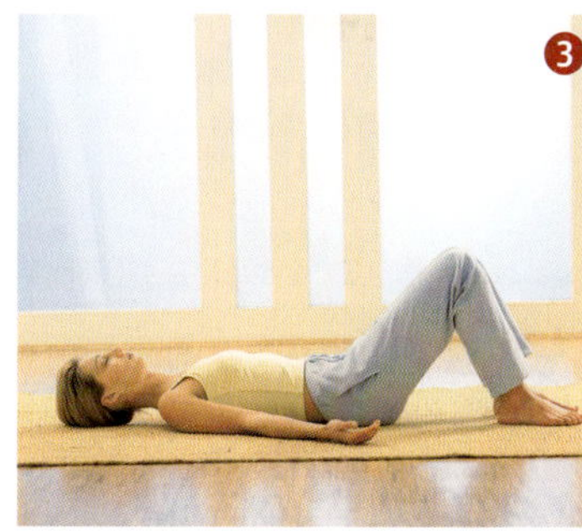

Schienbein ziehen (Ferse bleibt am Boden), Becken auf den Boden drücken. Einatmen, Arm, Fuß und Becken locker lassen.
Ausatmen, dabei den linken Arm nach hinten ziehen, Zehen des linken Fußes hochziehen, Becken auf den Boden. Einatmen, locker lassen. Jede Seite dreimal. Beide Arme nach hinten ziehen, Zehen beidseitig hochziehen, Becken auf den Boden. Einatmen, locker lassen. Dreimal wiederholen.

Verspannungen lösen

Schulter- und Nackenübungen

Diese Übung hat Auswirkung auf:

Schulter- und Nackenbereich	*werden entspannt und beweglicher*
Schulter- und Nackenmuskulatur	*werden gekräftigt*

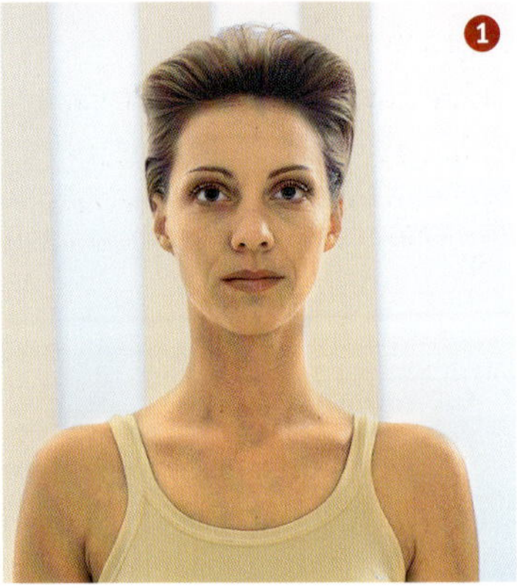

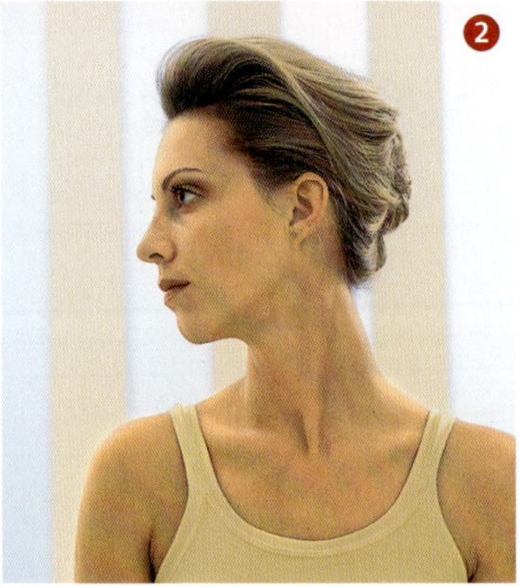

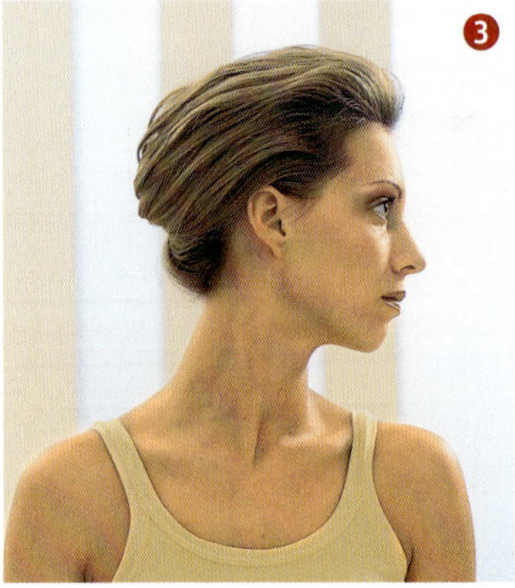

Wann sollten Sie vorsichtig sein?

- Bei akuten Beschwerden in der Halswirbelsäule
- Bei Schwindel

VIELE MENSCHEN leiden unter Verspannungen im Nacken- und Schulterbereich. Diese können zu schlechter Haltung, Steifheit und Spannungskopfschmerz führen. Die Lockerungsübungen für Schultern und Nacken helfen, diese Verspannungen zu lösen, und wirken sich positiv auf die Körperhaltung aus.

❶ Aufrecht stehen oder sitzen. Den Kopf gerade halten.
❷ Ausatmen und dabei den Kopf nach rechts drehen. Dann einatmen und den Kopf wieder nach vorn drehen.
❸ Anschließend den Kopf langsam nach links, dann wieder nach vorn drehen. Dreimal wiederholen. Wahrnehmen, wie die Bewegung mit jeder Wiederholung ein Stückchen weiter nach hinten möglich ist.

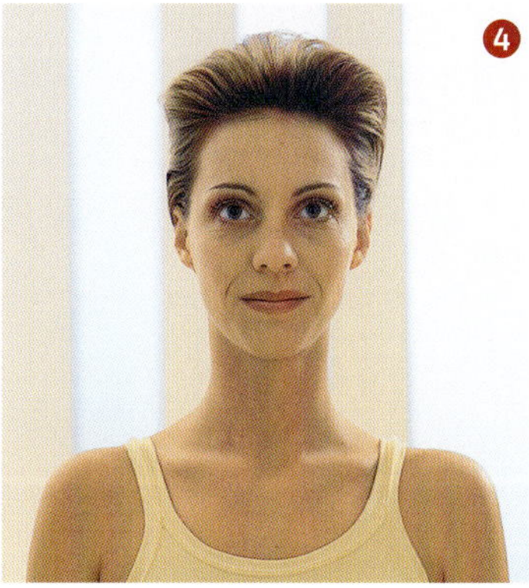

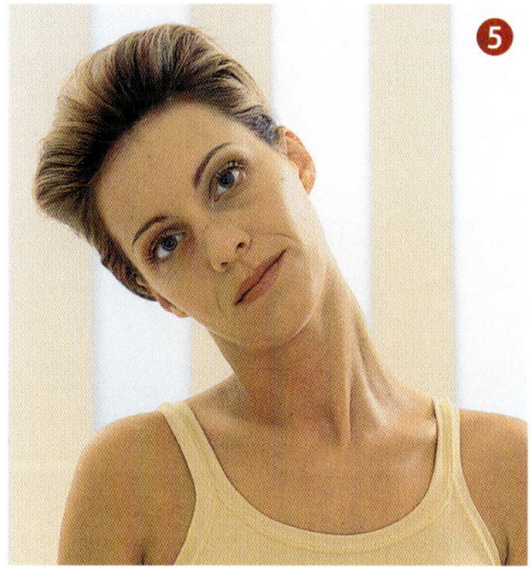

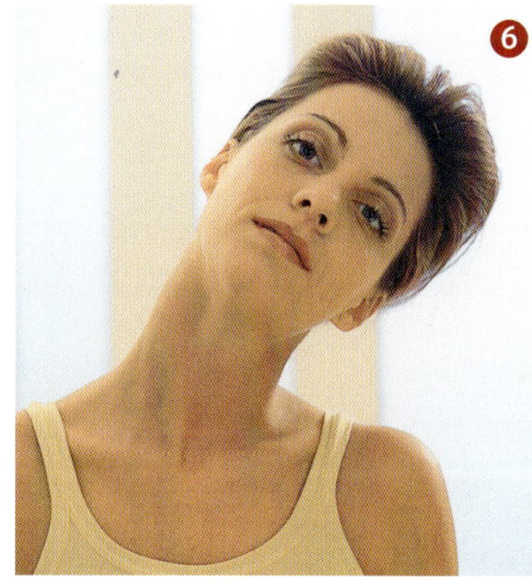

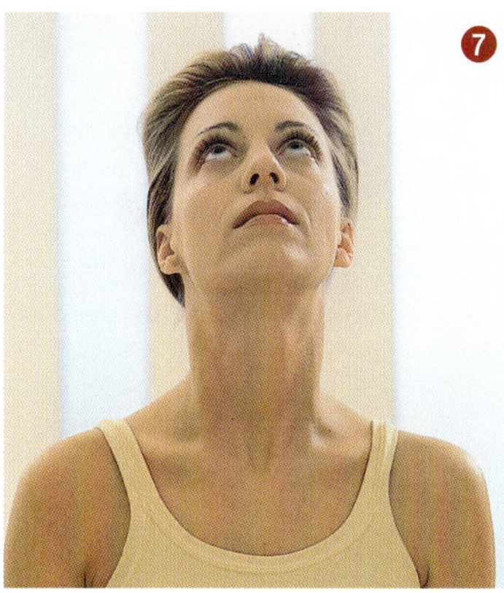

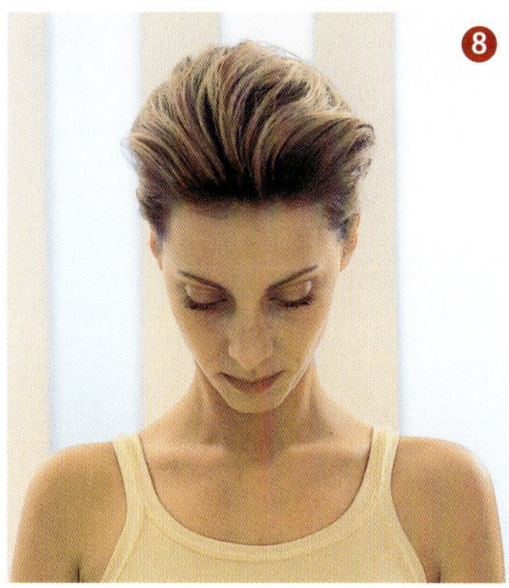

Tipps zum Üben:
Dehnen Sie die Halswirbelsäule nicht nach hinten. Es genügt, den Kopf aus einer senkrechten Haltung heraus zu kreisen.

❹ Den Kopf gerade halten.
❺ Ausatmen, den Kopf dabei nach rechts neigen. Dann zurückkehren.
❻ Den Kopf nach links neigen und wieder in die Ausgangshaltung zurückkehren.

❼ Nun den Kopf ganz leicht nach hinten neigen. Darauf achten, dass die Nackenwirbelsäule nicht zu stark überdehnt wird. Tief ein- und ausatmen.
❽ Anschließend gleitet der Kopf sanft nach vorn. Den Kopf dann erst langsam in eine Richtung kreisen, dann in die andere.

Die Sehkraft stärken

Augenübungen

Diese Übung hat Auswirkung auf:

Augen	*werden entspannt und mit Energie geladen*
Augenmuskulatur	*wird gestärkt und beweglicher*
Sehkraft	*wird gestärkt*

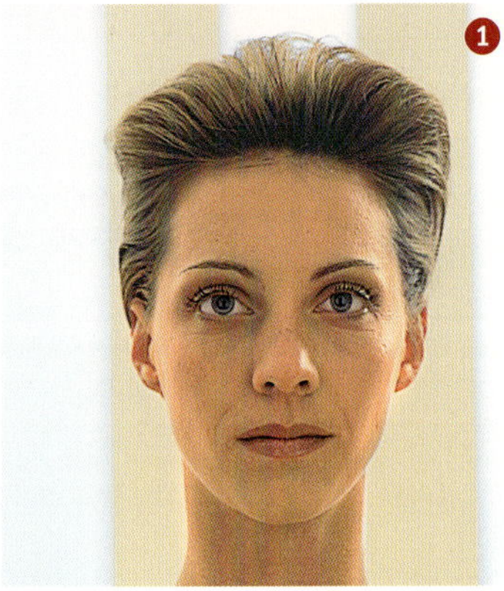

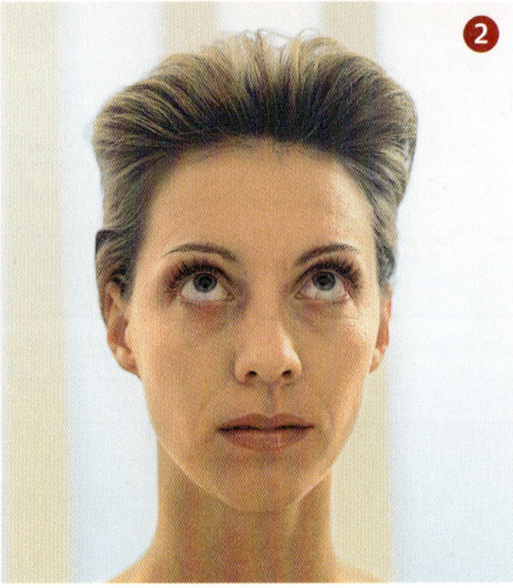

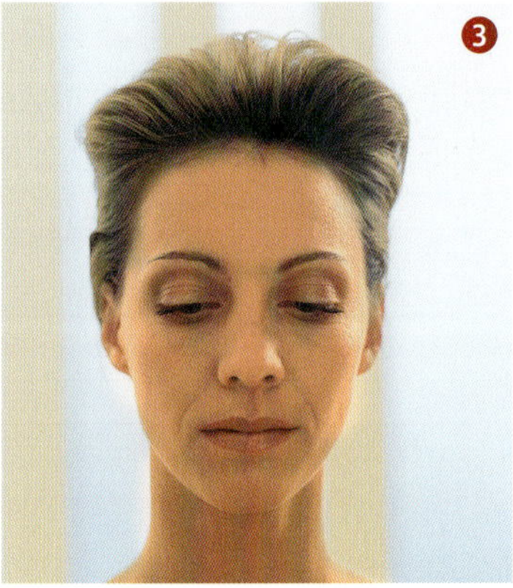

Wann sollten Sie vorsichtig sein?

- Bei erhöhtem Augeninnendruck (grüner Star)
- Bei Netzhautablösung

UNSERE AUGEN sind durch hohe visuelle Anforderungen starken Belastungen ausgesetzt. Die Lebensumstände führen bei den meisten Menschen dazu, dass die Augen zu wenig bewegt werden, zu starr verharren. Folge: Die Augenmuskeln sind angespannt. Sie müssen, ebenso wie alle anderen Muskeln, entspannt und trainiert werden, um gesund und stark zu bleiben und die Sehkraft zu erhalten. Die Yoga-Augenübungen entspannen und stärken die Augenmuskulatur und führen Ihren Augen wichtige Energie zu.

❶ Aufrecht sitzen, sodass der freie Energiefluss gewährleistet ist. Die Augen bleiben geöffnet.
❷ Den Kopf gerade halten, der Blick wandert nach oben,
❸ dann nach unten,

❹ nach rechts,
❺ nach links,
schräg rechts oben, schräg links unten, schräg links oben, schräg rechts unten. Die Augen in eine Richtung kreisen. Die Bewegung möglichst fließend und rund ausführen. Dann in die andere Richtung kreisen.
❻ Anschließend die Augen schließen.

Zur Entspannung der Augen die Handflächen aneinander reiben, um sie mit Wärme und Energie aufzuladen.
❼ Hände locker lassen und die Handflächen wie Kuppeln über die Augen legen – die Finger überkreuzen sich dabei über der Stirn. Die Augen geschlossen lassen und die Wärme und Energie der Hände spüren.

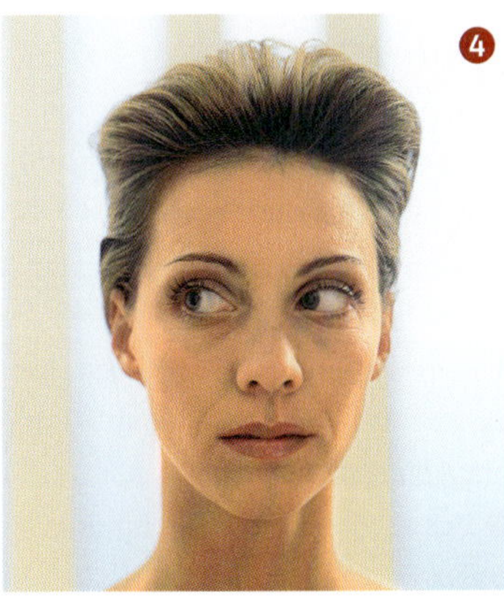
❹

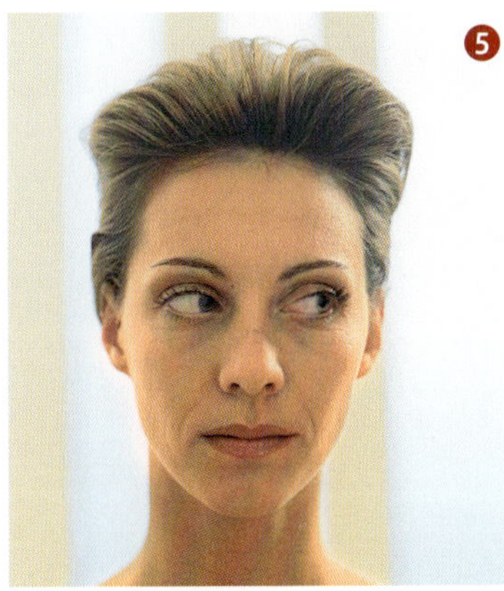
❺

Info: Sehr entspannend für die Augen sind auch Augenkissen mit einer Füllung aus Hirsespelz und Lavendel. Legen Sie sich auf den Rücken, und bedecken Sie die Augen mit einem solchen Kissen.

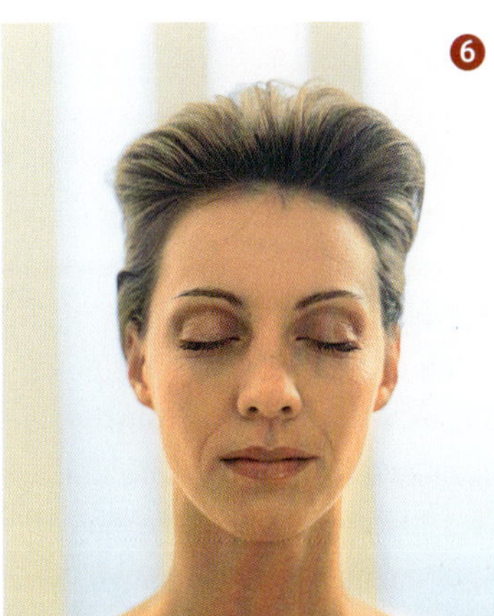
❻

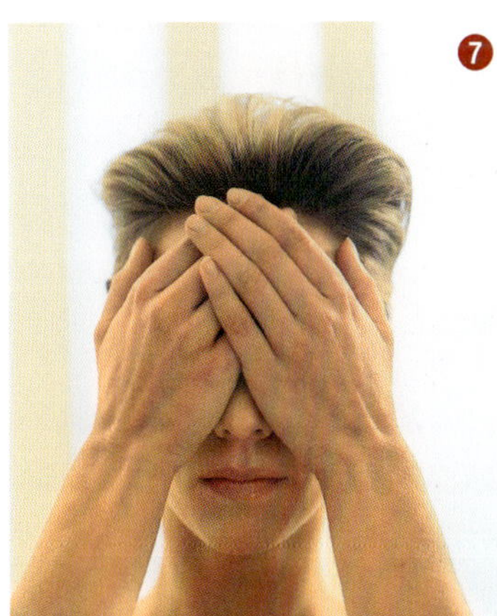
❼

Anuloma Viloma

Wechselatmung

Diese Übung hat Auswirkung auf:

Lungen	*werden gestärkt und gereinigt*
Atmungssystem	*wird gestärkt*
Blut	*wird mit Sauerstoff angereichert*
Organe	*werden besser mit Blut versorgt*
Geist	*wird beruhigt*

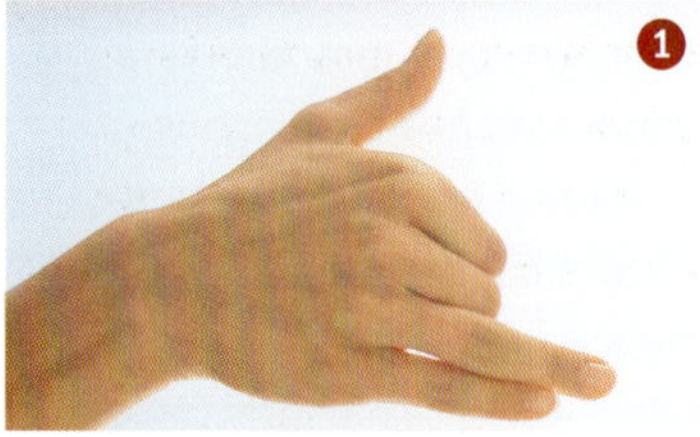
1

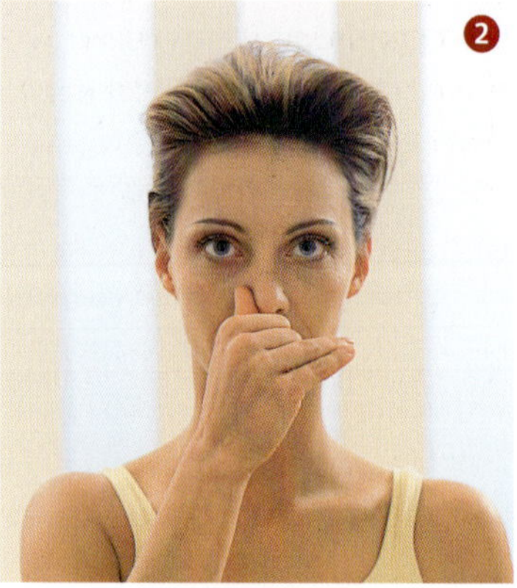
2

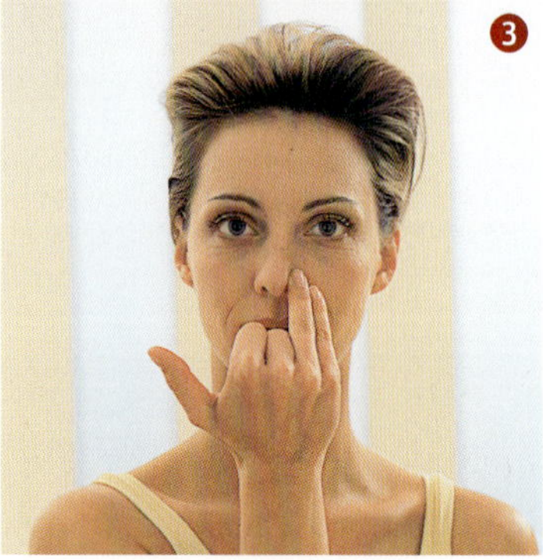
3

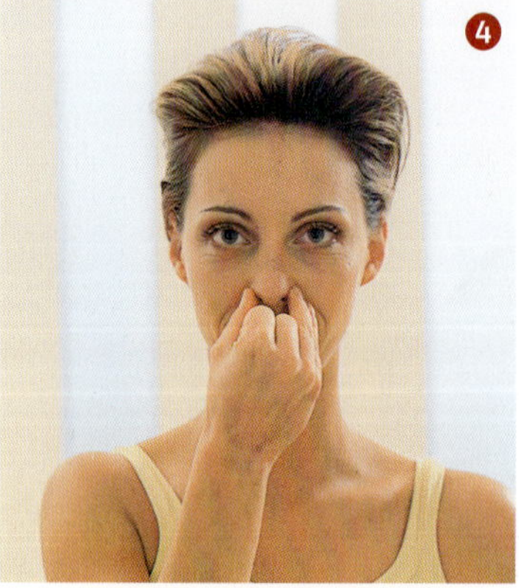
4

Info: Diese Übung reinigt und harmonisiert die Nadis, die Energiekanäle im Körper. Sie speichert und harmonisiert die Lebensenergie im Körper.

DIESE WECHSELSEITIGE NASENATMUNG stellt einen gleichmäßigen Atemfluss her, befreit unsere Energiekanäle von Blockaden und gleicht unsere Energien aus. Übersetzt heißt diese Atmung »Reinigung der Nadis«. Dabei atmen wir jeweils durch ein Nasenloch ein, halten den Atem an und atmen durch das andere Nasenloch wieder aus, und zwar im Verhältnis 2 : 8 : 4 oder 4 : 16 : 8.

1. Aufrecht und bequem sitzen. Mit der rechten Hand die Vishnu Mudra einnehmen.
2. Das rechte Nasenloch mit dem Daumen schließen und durch das linke Nasenloch ausatmen (bis vier zählen).
3. Durch das linke Nasenloch einatmen (bis zwei zählen). Das linke Nasenloch mit dem Ringfinger schließen und den Atem anhalten (bis acht zählen).
4. Das rechte Nasenloch mit dem Daumen loslassen und vollständig ausatmen (bis vier zählen).

Dies ist eine Runde. In diesem Atemrhythmus fortfahren und die Übung etwa zehnmal wiederholen.

Kapalabhati
Blasebalgatmung

DIESE ÜBUNG ist nicht nur eine Atemtechnik, sondern gehört auch zu den Yoga-Reinigungspraktiken. Durch eine forcierte Atmung wird die verbrauchte Luft aus den letzten Winkeln der Lungenspitzen ausgestoßen – es entsteht Platz für viel frische, sauerstoffreiche Luft. So können Sie mit dieser Technik Ihr gesamtes Atemsystem reinigen. Kapalabhati heißt wörtlich übersetzt »leuchtender Kopf«. Tatsächlich wirkt diese Übung klärend auf Kopf und Geist. Sie erhöht die Sauerstoffzufuhr in den Körper und regt die Konzentrationsfähigkeit an.

Diese Übung hat Auswirkung auf:

Atemsystem	*wird gereinigt*
Kopf	*wird besser durchblutet*
Körper	*wird aktiviert und vitalisiert*
Verdauung	*wird angeregt*

❶ In bequemer Haltung sitzen (siehe Seite 56f., Sitzhaltungen. Die Wirbelsäule ist aufrecht und gerade, sodass die Atmung frei und ungehindert fließen kann. Wer möchte, nimmt eine der Handstellungen (Mudra) ein. Einige normale Atemzüge machen. Tief einatmen, dann kurz und kräftig (auch hörbar) ausatmen. Dabei den Bauch wie einen Blasebalg rhythmisch aber nicht ruckartig kontrahieren.

❷ Wieder loslassen, bis die Luft vollständig aus den Lungen gepumpt ist. Die Übung drei- bis zehnmal wiederholen.

Info: Diese Übung lindert Kopfschmerzen, chronische Atemwegserkrankungen wie Erkältungen, Stirnhöhlen- und Nasennebenhöhlenentzündungen. Sie beseitigt Müdigkeit und aktiviert und erwärmt den ganzen Körper.

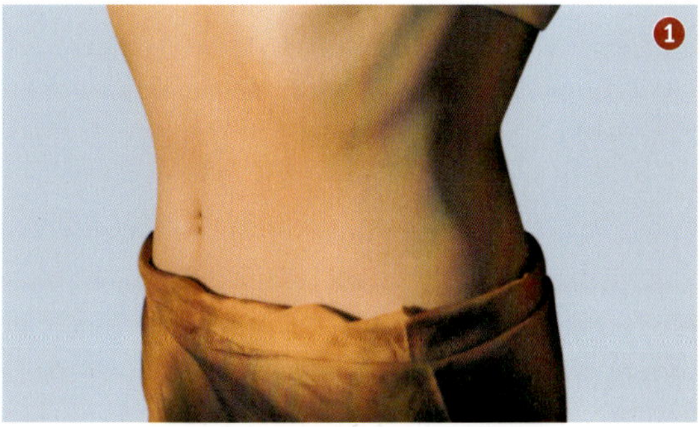

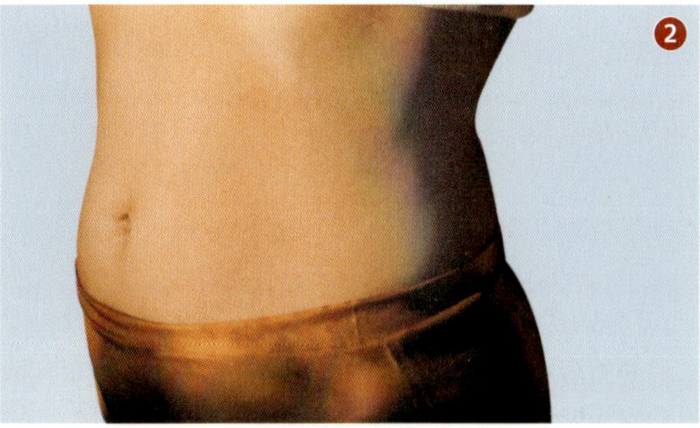

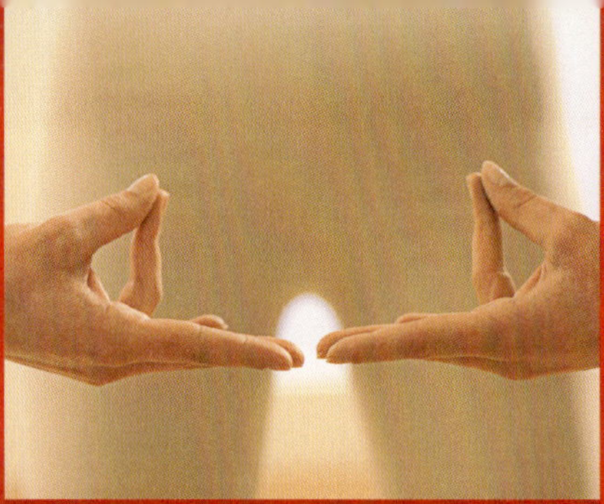

PRITHIVI-MUDRA, das Erd-Mudra, hebt Energiemangel im Wurzelchakra auf.

Wurzelchakra

Muladhara-Chakra

DAS WURZELCHAKRA hat seinen Sitz im Beckenbodenbereich am Ende der Wirbelsäule, am Steißbein. Sein Element ist die Erde. Das Wurzelchakra hat mit Themen wie Stabilität und Sicherheit zu tun – es steht dafür, wie wir im Leben verwurzelt sind. Es nährt Körper, Seele und Geist mit Lebensenergie und sichert das Überleben.

Mehr Ausdauer und Lebenskraft

Wirkung auf Organe und Drüsen

DIE FUNKTION DES Muladhara-Chakras besteht darin, Dickdarm, Knochen, Beine und Füße mit Lebensenergie zu versorgen. Ein gesundes Wurzelchakra findet seinen Ausdruck in stabilen Knochen und Zähnen, einer guten Darmfunktion und Ausscheidung sowie der optimalen Funktion der Nebennieren. Die Übungen für dieses Chakra können helfen, uns vor Darmerkrankungen, z.B. Verstopfung oder Durchfall, und Knochenerkrankungen wie etwa Osteoporose zu schützen.

Wirkung auf seelischer Ebene

DAS WURZELCHAKRA am unteren Ende der Wirbelsäule gilt als Sitz der Kundalini-Schlange. Diese enthält all die Energie eines Menschen, die noch nicht zur vollen Entfaltung kommen konnte. Ein gut funktionierendes Wurzelchakra verschafft uns die Möglichkeit, mit beiden Beinen auf der Erde zu stehen und unseren eigenen Platz im Leben zu finden. Das Wurzelchakra steht auch für unsere gesunde Beziehung zur Erde und zur Natur. Wer sein Wurzelchakra anregt, kann seine Persönlichkeit so entwickeln, dass materieller Wohlstand, ein von Erfüllung geprägtes Berufsleben und stabile Familienverhältnisse sein Leben kennzeichnen werden. Der Elefant als Symboltier steht für Wohlstand, Fülle, Sicherheit und innere Kraft. Durch ein gesundes Wurzelchakra wird es Ihnen gelingen, Ihr Körperbewusstsein und Ihre Standfestigkeit zu verbessern. Sie werden ein Gefühl von innerer Gelassenheit und Urvertrauen entwickeln.

> Je mehr du deinen Körper belebst, desto bewusster wirst du in deinem Selbst.
>
> *Yesudian*

Muladhara-Chakra

Die Bedeutung des Chakras im Überblick

Bedeutung:	*Muladhara = Wurzel, Stütze*
Farbe:	*Rot*
Anzahl der Blätter:	*4*
Symbol:	*Quadrat*
Drüsen:	*Nebennieren*
Mantra:	*LAM*
Symboltier:	*Elefant*
Sinneswahrnehmung:	*Riechen*
Planet:	*Merkur*

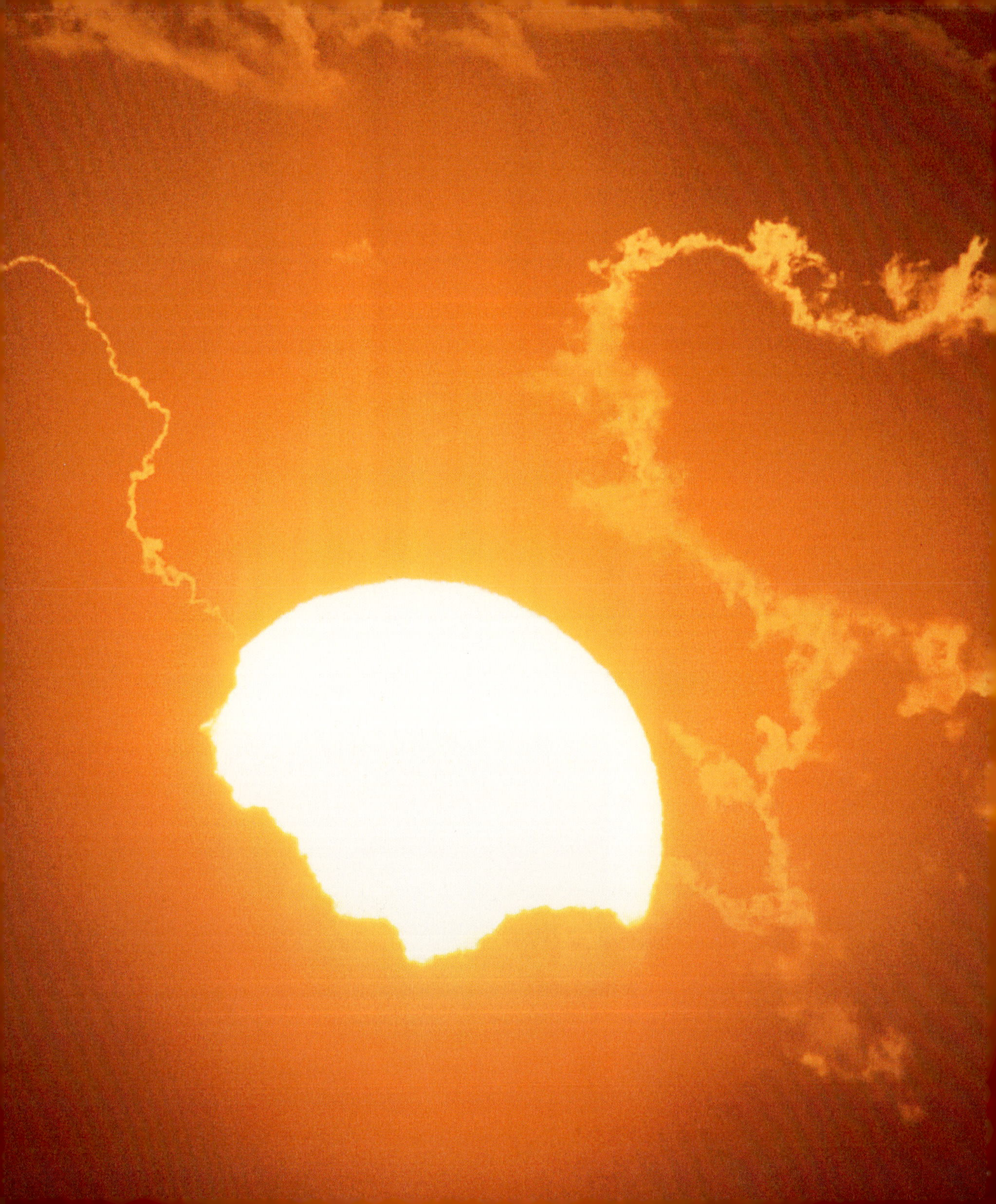

Feurige Energie erwacht

ICH KONZENTRIERE MICH auf mein Wurzelchakra an der Basis der Wirbelsäule und sehe es in feurigem rotem Licht. Diese rote Feuerkraft der Erde breitet sich nun in meinem Wurzelchakra aus. Ich spüre meine Lebensenergie in diesem Bereich und lasse sie als roten, angenehm warmen Lichtstrom in alle Organe des Unterleibs und von dort in den ganzen Körper strömen.

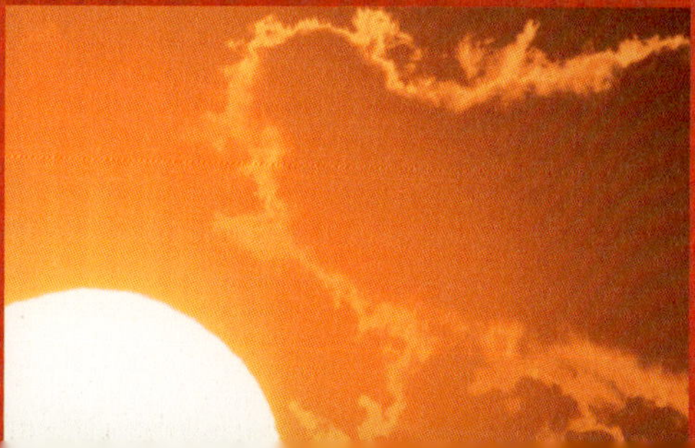

Gut für die Meditation

Sitzhaltungen

Diese Übung hat Auswirkung auf:

Wirbelsäule	*wird aufgerichtet*
Halswirbelsäule	*wird gelöst und aufgerichtet*
Stoffwechsel	*wird verlangsamt*
Geist	*wird beruhigt*
Beckenstellung	*wird korrigiert*
Rückenmuskulatur	*wird gekräftigt*
Fuß- und Kniegelenke	*Bänder werden gedehnt*
Blutzufuhr ins Gehirn	*wird erhöht*

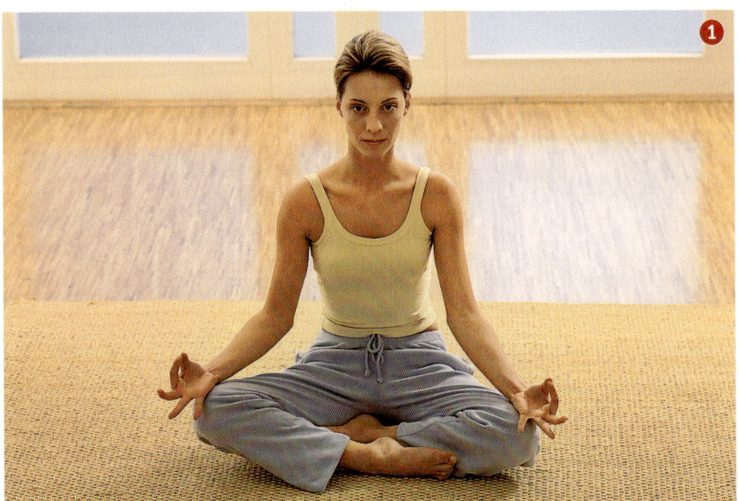

Wann sollten Sie vorsichtig sein?

- Bei schweren Durchblutungsstörungen in den Beinen
- Bei Krampfadern

DIE SITZHALTUNGEN auf dem Boden mit aufgerichtetem Rücken sind wichtig, um den Sauerstoffbedarf möglichst gering zu halten. Die Sitzhaltung sollte fest und sicher sein, sodass die Wirbelsäule aufrecht und entspannt auf dem Becken ruhen kann. Auf diese Weise ist der freie Fluss des Atems und der Energie gewährleistet. Wählen Sie die für Sie bequemste Haltung, in der Sie längere Zeit ohne Verkrampfung sitzen können. Sie können auch einfach gerade auf einem Stuhl sitzen. Wichtig ist nur, dass die Wirbelsäule aufgerichtet, der Rücken ganz gerade und das Becken nach vorn gekippt ist.

Leichte Stellung – Muktasana

❶ Ein Bein anwinkeln (je nachdem, bei welcher Seite es leichter fällt). Ferse so nah wie möglich an den Körper ziehen, anderes Bein davorlegen. Ein Meditationskissen oder eine zusammengerollte Decke sorgt dafür, dass das Becken nach vorn gekippt und die Wirbelsäule aufgerichtet ist. Die Knie ruhen entspannt auf dem Boden.

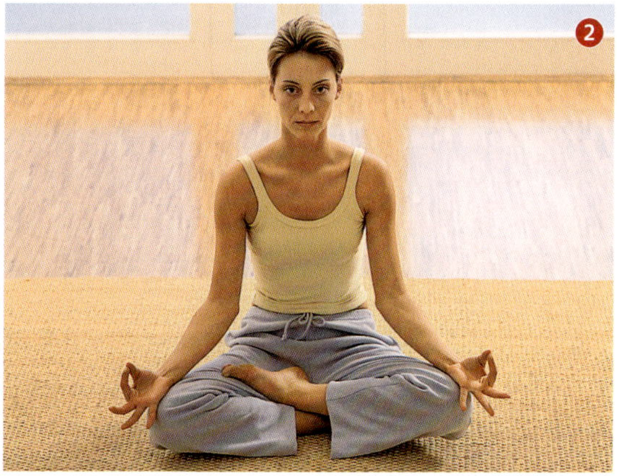

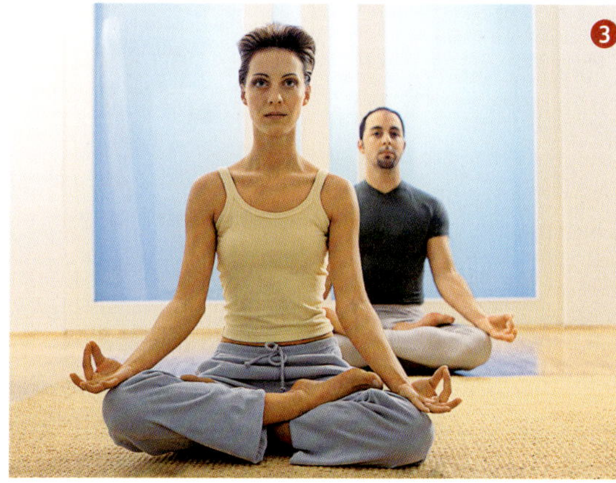

Halber Lotossitz – Ardha Padmasana

❷ Ein Bein beugen, den Fuß an den Damm ziehen (je nachdem, bei welcher Seite es leichter fällt). Anderen Fuß heranziehen, Fußsohlen etwas nach oben drehen und den Fuß auf die Oberseite des anderen Oberschenkels legen. Die Knie sollten den Boden berühren.

Ganzer Lotossitz – Padmasana

❸ Beine strecken. Linkes Knie beugen, Spann auf den rechten Oberschenkel legen. Linkes Knie zum Boden bringen. Rechtes Knie beugen, Spann auf den linken Oberschenkel. Oder die Beine in umgekehrter Reihenfolge übereinander schlagen – was leichter fällt. Vorsichtig üben: Der Lotossitz ist eine Haltung für Fortgeschrittene.

Fersensitz oder Diamantsitz – Vajrasana

❹ Auf beide Fersen setzen. Dabei berühren sich die großen Zehen, während die Fersen auseinander kippen. Den Rücken gerade halten und die Schultern entspannen. Die Hände ruhen locker auf den Oberschenkeln.

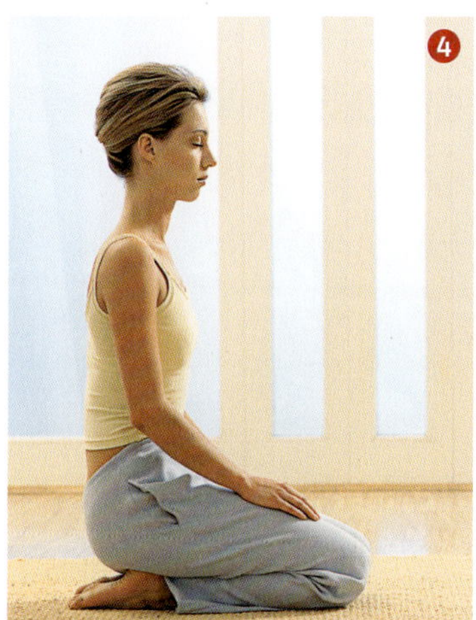

Tipps zum Üben:
Überprüfen Sie Ihre aufrechte Haltung, indem Sie sich seitlich vor einen Spiegel setzen.

Gut für die Meditation

Gerades Sitzen

VOR ALLEM ANFÄNGERN fallen die klassischen Sitzhaltungen schwer. Es gibt aber einfache Hilfsmittel, die Meditation angenehm zu gestalten:

Am bequemsten sitzt es sich auf einem Meditationsbänkchen oder -schemel, das oder der nach vorn leicht geneigt ist. Dies gewährleistet eine aufrechte Haltung der Wirbelsäule, da das Becken nach vorn gekippt wird. Vor allem bei Bein-, Knie- oder Venenbeschwerden ist diese Sitzhaltung vorzuziehen. Auch mithilfe von speziellen Kissen können Sie entspannt meditieren.

Auch im Alltag sollten Sie darauf achten, gerade zu sitzen. Setzen Sie sich beispielsweise auf die Vorderkante eines Stuhls oder legen Sie ein Keilkissen unter das Gesäß. Auch so wird das Becken nach vorn gekippt und die Wirbelsäule aufrecht gehalten. Sehr gut für eine körpergerechte Sitzhaltung eignen sich auch die so genannten Kniestühle, bei denen die Sitzfläche nach vorn geneigt ist und die Knie nach hinten abgewinkelt werden.

Tipps zum Üben:
Wenn Sie kein Meditationskissen oder den entsprechenden Schemel zur Hand haben, können Sie auch eine zusammengerollte Decke unter das Gesäß legen. Auch das hilft, die Wirbelsäule aufzurichten.

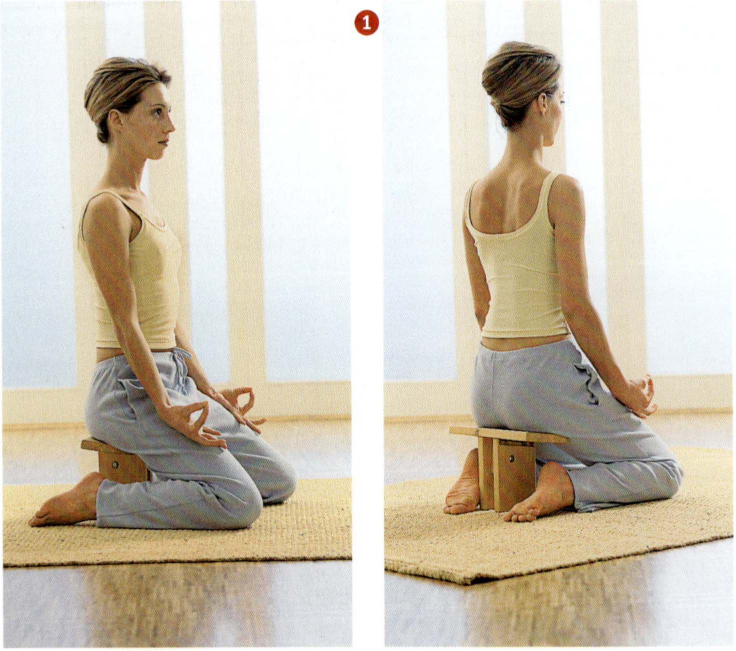

❶

Aufrechter Sitz auf dem Schemel

❶ Auf die Knie gehen, die Beine sind etwa hüftbreit auseinander. Den Schemel zwischen die Unterschenkel stellen und das Gesäß auf der Sitzfläche platzieren. Den Rücken aufrichten. Die Hände ruhen auf den Oberschenkeln.

Für starke Muskeln

Beinübungen I

DIESE EINFACHEN ÜBUNGEN stimmen den Körper auf die klassischen Asanas ein. Achten Sie darauf, dass Ihr Rücken vollständig und gerade auf dem Boden liegt. Entspannen Sie Schultern und Nacken. Die Beinübungen kräftigen und straffen die Oberschenkel- und Bauchmuskulatur, machen schöne Beine und halten die Taille schlank.

Diese Übung hat Auswirkung auf:

Bauch- und untere Rückenmuskulatur	*werden gestärkt*
Taille	*wird gestrafft*
Oberschenkel	*werden gestärkt*
Oberschenkelmuskulatur	*wird gedehnt*

❶ Einatmen, dabei das rechte Bein heben und beim Ausatmen wieder ablegen. Beide Beine ganz gestreckt lassen. Einatmen, dabei das linke Bein heben und beim Ausatmen wieder ablegen. Auf jeder Seite dreimal wiederholen.

❷ Einatmen, Beine heben, beim Ausatmen wieder ablegen. Dreimal wiederholen.

Tipps zum Üben:

Bei Problemen mit dem unteren Rücken, oder um die Gelenke zu schonen, die gestreckten Arme (Handflächen nach unten) unter den Körper legen oder die Beine vor dem Heben anwinkeln.

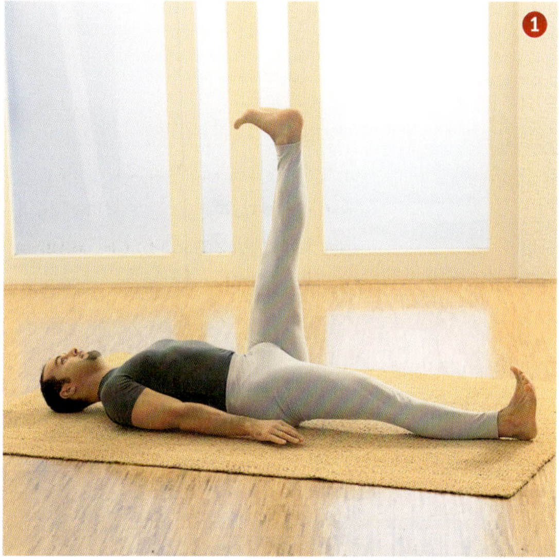
1

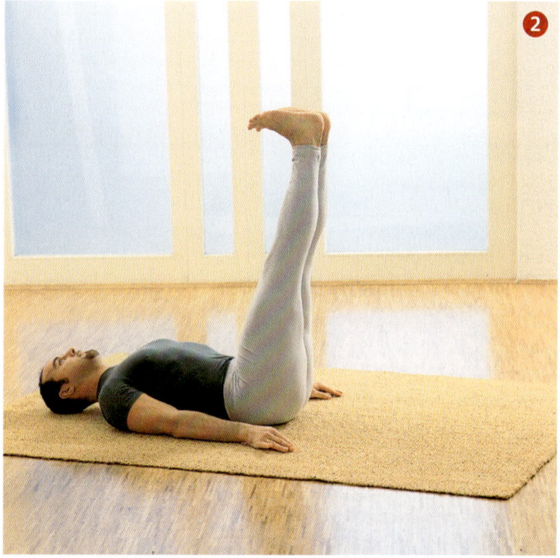
2

Rundum wohlfühlen

Beinübungen II

Diese Übung hat Auswirkung auf:

untere Rückenmuskulatur	*wird gekräftigt*
Bauchorgane	*werden massiert*
Verdauung	*wird angeregt*
Blähungen	*werden gelindert*

WENN SIE PROBLEME mit den Verdauungsorganen haben, sind die Beinübungen auf dieser Seite genau das Richtige für Sie. Sie sorgen für schnelle Linderung bei akuten Beschwerden und sind leicht zu erlernen.

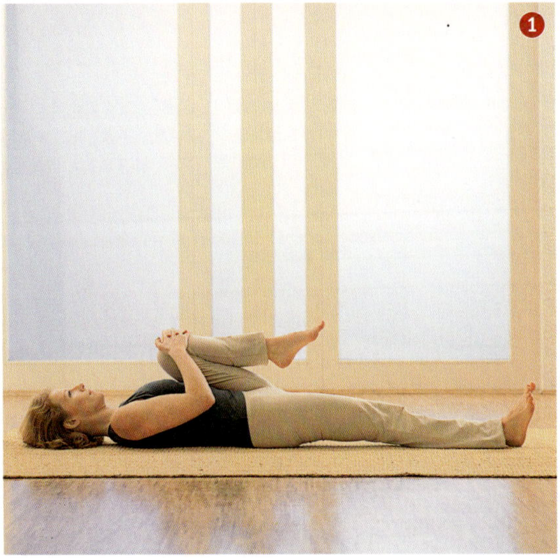

1

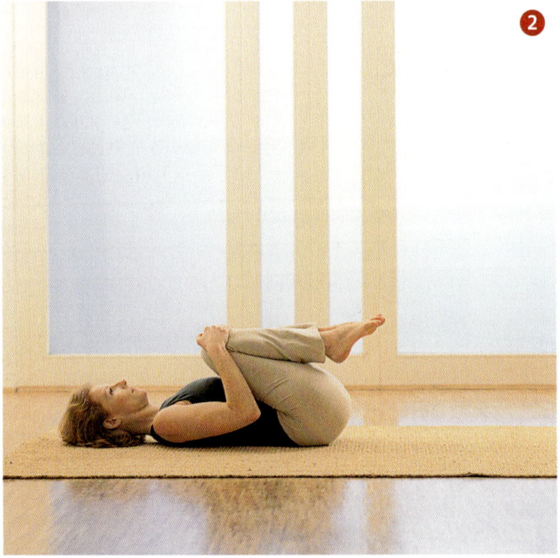

2

Tipps zum Üben:
Beginnen Sie immer mit dem rechten Bein, um zuerst den aufsteigenden, dann den absteigenden Dickdarm zu massieren, was dem Verlauf des Darms entspricht.

Variante 1

❶ Ausatmen, dabei das rechte Knie zur Brust ziehen. Das Knie beim Einatmen wieder ablegen. Ausatmen, dabei das linke Knie zur Brust ziehen. Das Knie beim Einatmen wieder ablegen. Auf jeder Seite dreimal wiederholen.

❷ Ausatmen. Im Fluss des Atems beide Beine zur Brust ziehen. Beim Einatmen die Beine wieder ablegen. Die Stellung dreimal wiederholen.

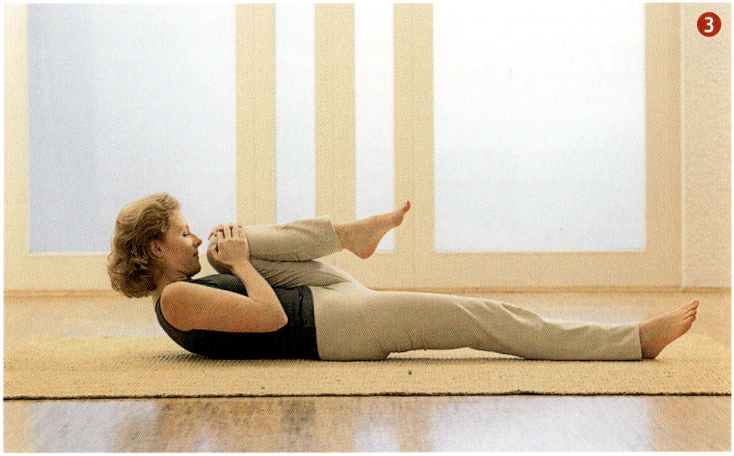

Wann sollten Sie vorsichtig sein?
Wenn Sie Beschwerden in der Halswirbelsäule haben, üben Sie nur Variante 1.

Variante 2

❸ Wie bei Variante 1 beginnen: ausatmen, rechtes Knie anwinkeln. Jetzt gleichzeitig den Kopf heben, Kopf und Knie so weit wie möglich zusammenbringen. Das linke Bein ganz gestreckt auf dem Boden lassen. Einatmen und dabei Kopf und Knie wieder ablegen. Dann ausatmen, dabei das linke Knie heben, Kopf und Knie zusammenbringen. Einatmen, Kopf und Knie wieder ablegen. Auf jeder Seite dreimal wiederholen. Die Oberschenkel fest auf den Bauch drücken – damit wird der Bauch massiert.

❹ Ausatmen, dabei beide Knie hochziehen und den Kopf zu den Knien bringen. Einatmen, die Knie wieder ablegen. Dreimal wiederholen. Auch hier die Beine fest an den Bauch drücken und dabei wahrnehmen, wie die Bauchorgane angenehm massiert werden.

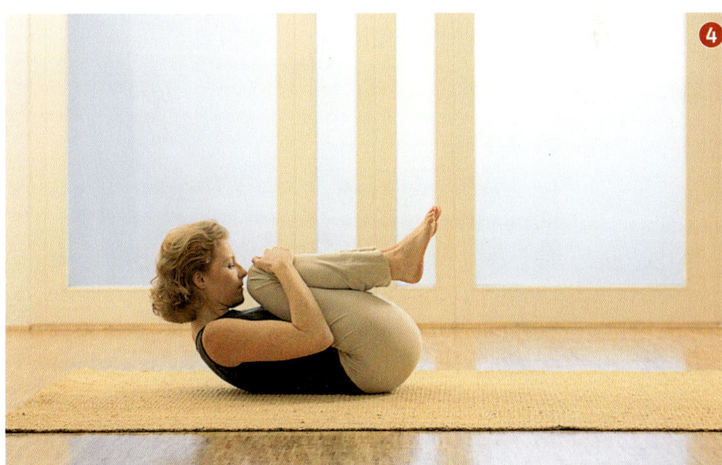

Übung für den Rücken

Schmetterling

Diese Übung hat Auswirkung auf:

unterer Rücken	*wird gedehnt und gelockert*
Becken	*wird geweitet*
Muskeln in der Leistengegend	*werden gedehnt*
Nerven	*werden gestärkt*

DER SCHMETTERLING gehört zu einer Reihe von sanften, aber sehr wirkungsvollen Spürübungen für den unteren Rücken. Diese einfachen Übungen stärken die Lebenskraft. Die Atmung sollte tief in den Bauch und ins Becken geleitet werden.

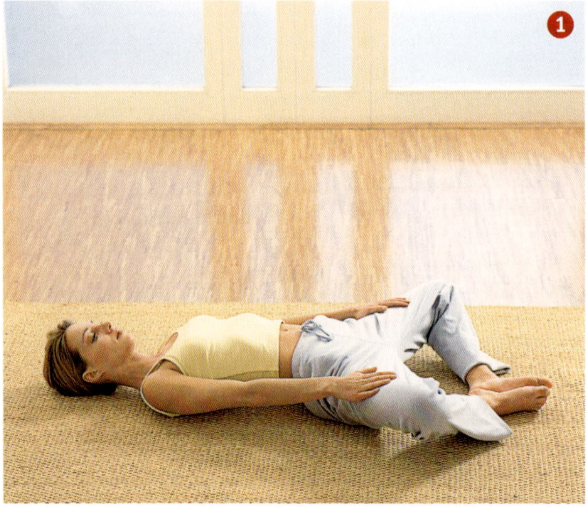

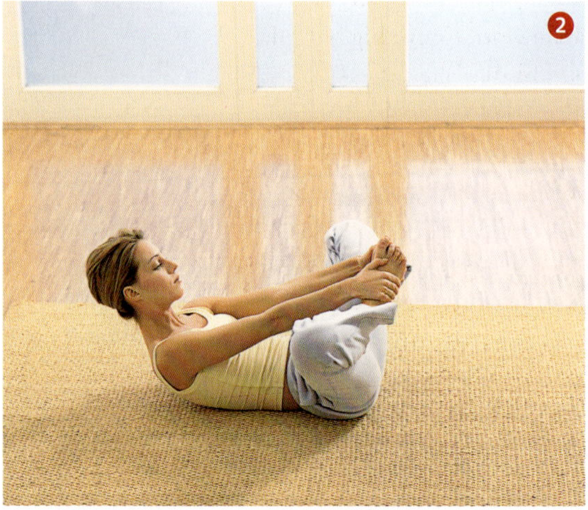

Wann sollten Sie vorsichtig sein?

Wenn Sie Beschwerden in der Halswirbelsäule haben, üben Sie nur Stufe 1.

❶ Auf den Rücken legen. Die Beine am Boden entlang in Richtung Oberkörper ziehen, bis sich die Fußsohlen berühren. Die Hände auf die Oberschenkel legen und die Knie ganz sanft etwas mehr zum Boden drücken. Die Dehnung in der Leistengegend spüren. Tief in den Beckenraum atmen.

❷ Schmetterlingshaltung beibehalten. Füße umfassen, Kopf und Rücken mit der Ausatmung hochziehen. Beim Einatmen Kopf und Beine wieder ablegen. Einige Male dynamisch üben, dann die Stellung einige Atemzüge lang halten.

Garudasana
Adler

DER ADLER gehört zu den Gleichgewichtshaltungen. Er ist nach dem mythologischen Adler Garuda benannt, der den Körper eines Menschen, aber Kopf, Schnabel und Flügel eines Adlers hat. Diese Stellung erfordert gutes Körperbewusstsein, eine solide Standfestigkeit sowie gute Konzentrationsfähigkeit. Sie strafft die Oberschenkel und fördert die Durchblutung der Beine.

Diese Übung hat Auswirkung auf:

Beinmuskulatur	*wird gestärkt*
Arm- und Schultermuskulatur	*werden gelockert*
Kreislauf	*wird angeregt*
Krampfadern	*wird vorgebeugt*

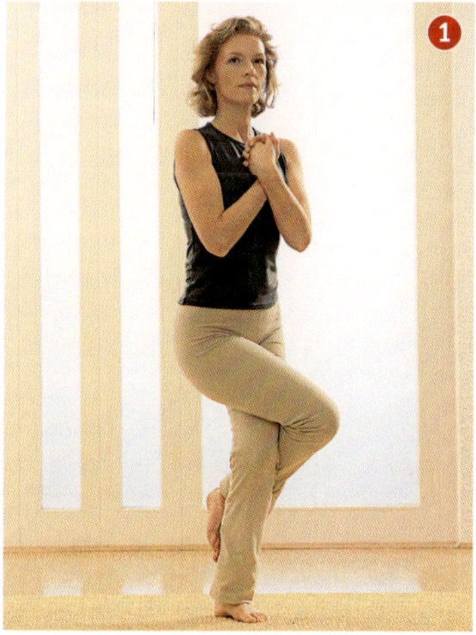

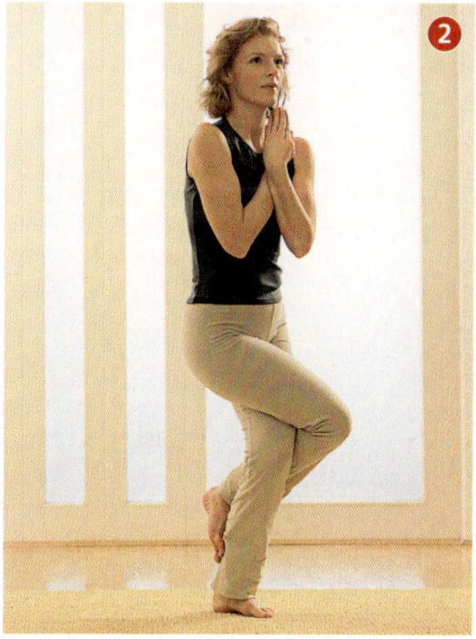

Variante 1

❶ Beide Beine fest auf dem Boden. Gewicht auf das linke Bein verlagern. Rechtes Bein um die linke Wade schlingen, Fußspitzen zeigen nach vorn (linkes Knie leicht gebeugt). Arme in Brusthöhe nach vorn strecken. Rechten Arm über den linken legen, Hände falten. Arme zum Körper beugen, sodass die Hände auf der Brust liegen. Linker Arm liegt nun außen. Tief atmen, die Stellung einige Atemzüge halten. Für mehr Standfestigkeit und Ruhe den Blick auf einen bestimmten Punkt konzentrieren. Auf das rechte Bein wechseln, linkes Bein um die linke Wade. Arme strecken, linken Arm über den rechten legen, Arme nach innen beugen. Einige Atemzüge in der Haltung verweilen.

Variante 2

❷ Wie oben beginnen. Die Hände nicht falten, sondern gestreckt aneinander legen. Alle weiteren Schritte wie oben ausführen.

Tipps zum Üben:

Wenn die Stellung der Beine zu anstrengend ist, überkreuzen Sie die Beine und stellen den rechten Fuß neben den linken – dann umgekehrt.

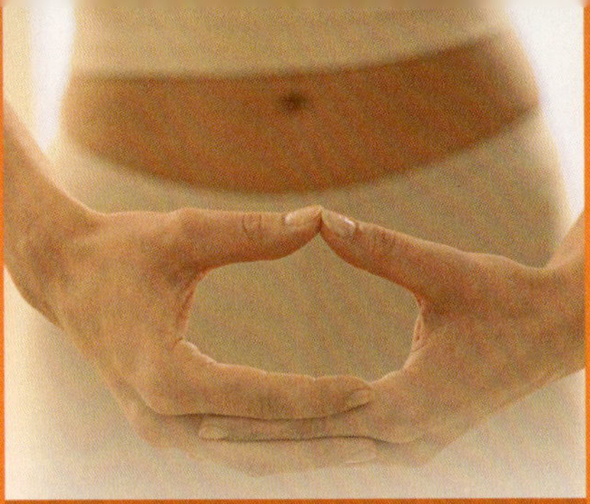

USHAS-MUDRA, der Ursprung aller Dinge – konzentriert die sexuelle Energie.

Sakralchakra

Swadhisthana-Chakra

DIESES CHAKRA hat seinen Sitz im Kreuzbeinbereich. Sein Element ist das Wasser. Es ist das Zentrum der weiblichen Energie, steht für Fortpflanzung, Geburt und Neuschöpfung und betrifft Themen wie Sexualität, Kreativität und Sinnlichkeit. Ziel des Umgangs mit dem zweiten Chakra ist die kosmische Vereinigung der Polaritäten, etwa Mann/Frau, Sonne/Mond.

Mehr Körperbewusstsein und Vitalität

Wirkung auf Organe und Drüsen

DAS SAKRALCHAKRA beeinflusst die Körperflüssigkeiten (Blutstrom, Lymphe, Urin, Samenflüssigkeit), reguliert die Funktion von Eierstöcken, Hoden und Prostata. Ein starkes Sakralchakra schützt vor Erkrankungen der Fortpflanzungsorgane, vor Menstruationsbeschwerden, Impotenz, Blasen- und Nierenerkrankungen, Rücken- und Hüftleiden. Seine Hauptbedeutung liegt im Bereich der körperlichen Vitalität: Es liefert die Energie für alle körperlichen Prozesse. Die Keimdrüsen steuern die Produktion von Keimzellen und Geschlechtshormonen. Durch diese Drüsen wirkt das Chakra auf Gefühle und Stimmungen. Ein intaktes Sakralchakra schenkt Lebensfreude und Vitalität.

Wirkung auf seelischer Ebene

DIESES CHAKRA SYMBOLISIERT unseren »eigenen Wohnplatz«, den Sitz des Unbewussten. Dort will sich die Lebensenergie entwickeln – Lebenslust, Sinnlichkeit, schöpferische Energie. Das Sakralchakra wird in Verbindung zur Kraft des Mondes, des Nach-Innen-Gehens gesehen. Ein intaktes Sakralchakra steht für die gesunde Beziehung zur eigenen Sexualität und freie Entfaltung von Emotionen und Leidenschaften. Der Körper wird bewusst angenommen, wir sind reif für eine erfüllende erotische Beziehung. Unser kreatives Potenzial kann sich entfalten, wir entwickeln Selbstsicherheit, Vitalität und Lebenslust.

Der Yogi betrachtet seinen physischen Körper als Instrument auf dem Weg zur Vollendung.

Swami Vishnu Devananda

Swadhisthana-Chakra

Die Bedeutung des Chakras im Überblick

Bedeutung:	*Swadhisthana = der eigene Wohnplatz*
Farbe:	*Orange*
Anzahl der Blätter:	*6*
Symbol:	*Mondsichel*
Drüsen:	*Keimdrüsen: Eierstöcke, Hoden*
Mantra:	*VAM*
Symboltiere:	*Fische, Meerestiere, Krokodil*
Sinneswahrnehmung:	*Schmecken*
Planet:	*Venus*

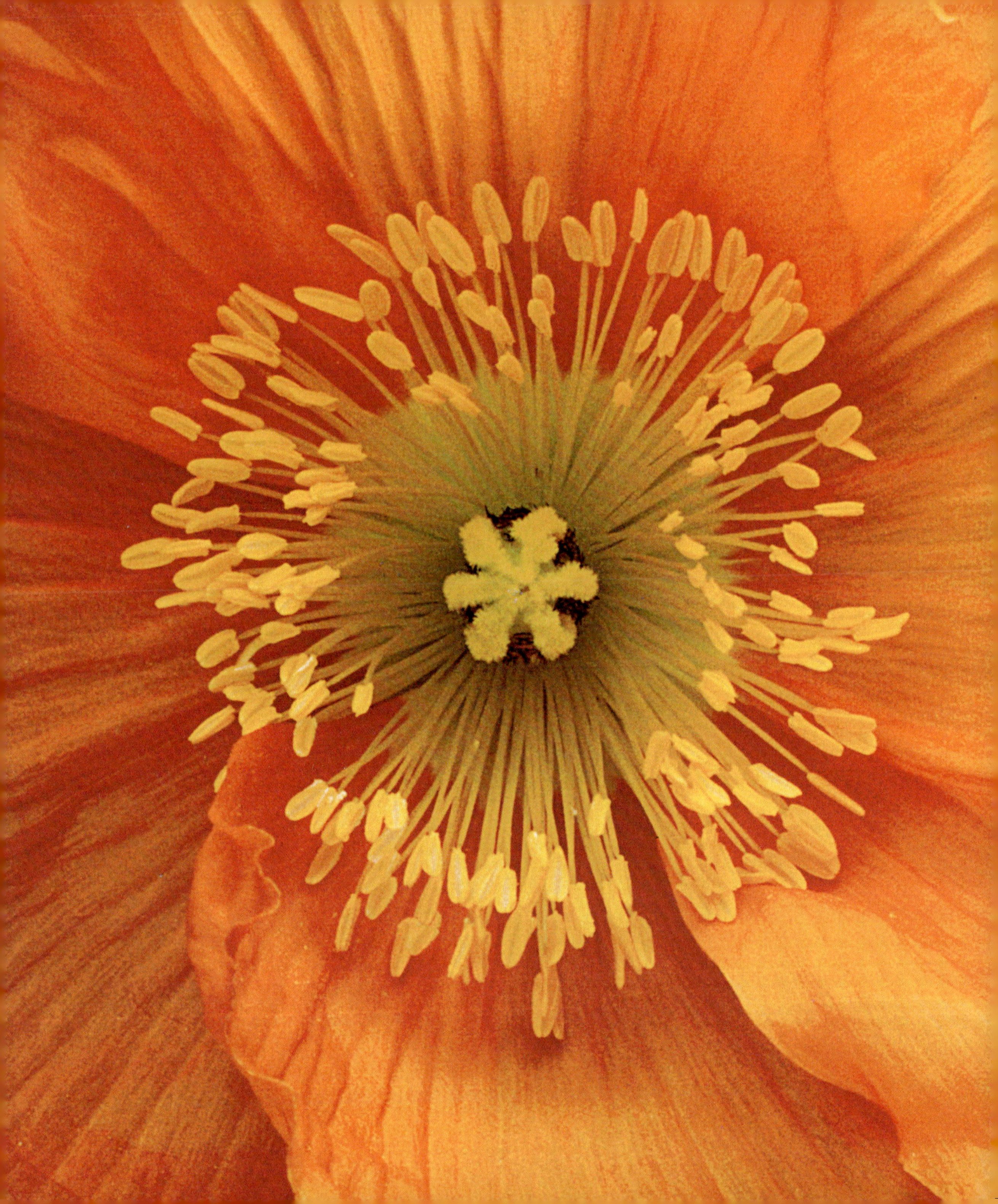

Lust zur Entfaltung

ICH GEHE MIT meiner Aufmerksamkeit in mein Sakralchakra und stelle es mir als strahlende orangefarbene Lichtblüte vor. Ich spüre ein Gefühl von Energie und Lebensfreude und lasse in meinem Sakralchakra eine immer größer werdende Energiekugel aus heilendem, orangefarbenem Licht entstehen. Diese breitet sich allmählich in meinem Unterleib aus und strömt von dort in den ganzen Körper.

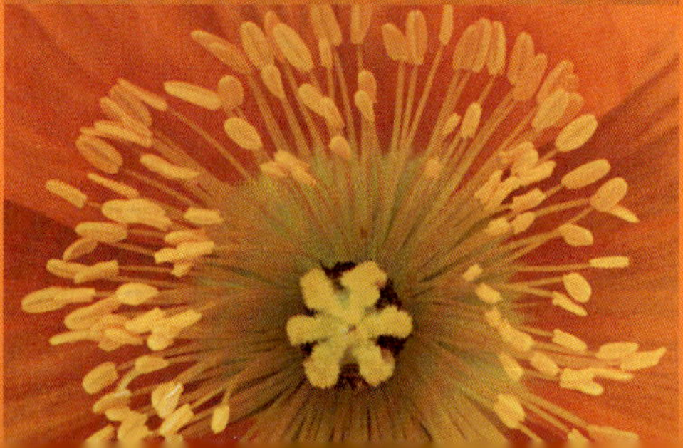

Kurmasana Schildkröte

Diese Übung hat Auswirkung auf:

Schultern und Nacken	*kräftigend und entspannend*
Beinmuskulatur	*wird gedehnt*
Atmung im unteren Rücken	*wird angeregt*
Beckenorgane	*werden besser durchblutet*

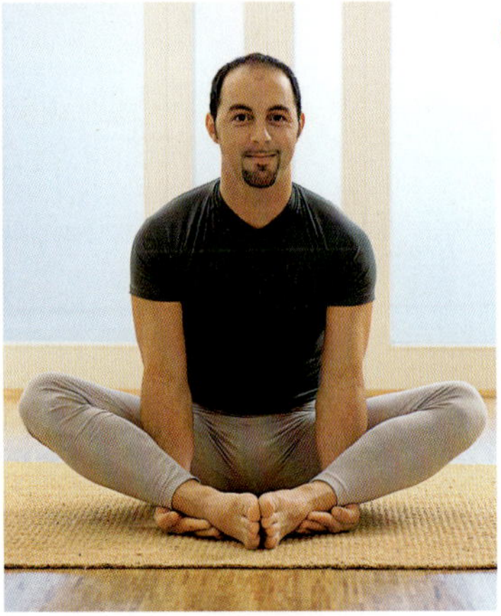

1

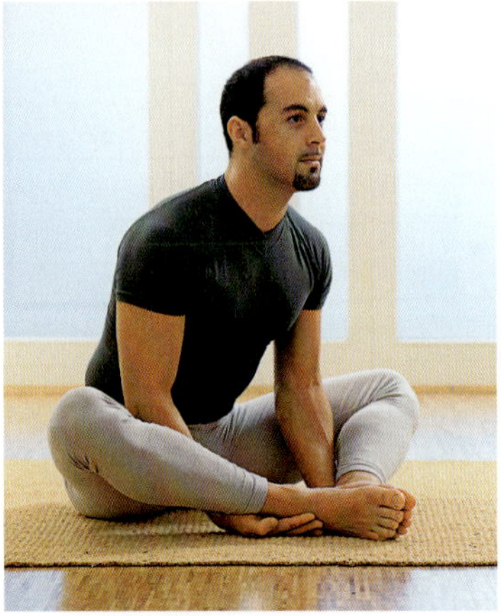

Wann sollten Sie vorsichtig sein?

- Bei akuten Beschwerden im unteren Rücken, Bandscheibenvorfall, Hexenschuss, Ischias
- Bei Leistenbruch
- Bei Beschwerden in den Hüftgelenken

2

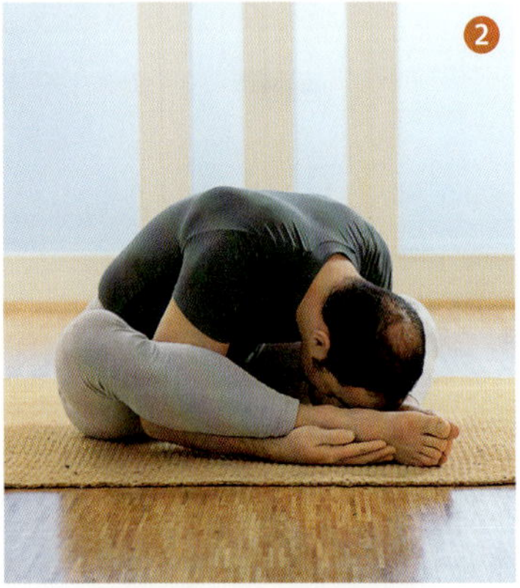

DIE SCHILDKRÖTE ist eine Vorbeuge aus dem Grätschsitz. Sie erfordert eine starke Dehnung der Leisten und Hüftgelenke. Die Arme und Beine werden gestreckt oder eingezogen und der Kopf gesenkt, wie bei der Schildkröte, die sich unter ihren Panzer zurückzieht oder die Beine und den Kopf ausstreckt. Damit zieht sie sich von der Außenwelt zurück oder geht mit ihrer Aufmerksamkeit nach außen.

Leichte Variante

1 Aufrecht sitzen, Beine angewinkelt, die Fußsohlen liegen aneinander. Arme zuerst hochstrecken, um die Wirbelsäule lang zu ziehen. Dann die Arme unter den Fußgelenken durchschieben und mit den Händen die Fußaußenkanten berühren.

2 Ausatmen, dabei den Oberkörper bei gestrecktem Rücken nach vorn beugen. Mit jedem Ausatmen etwas weiter nach vorn sinken. Einige Atemzüge lang so verweilen.

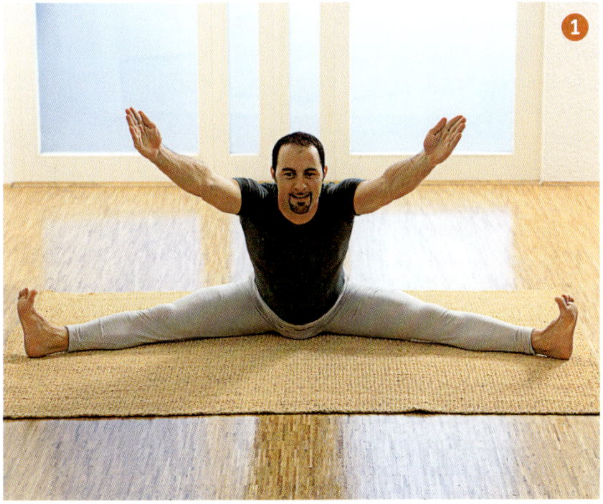

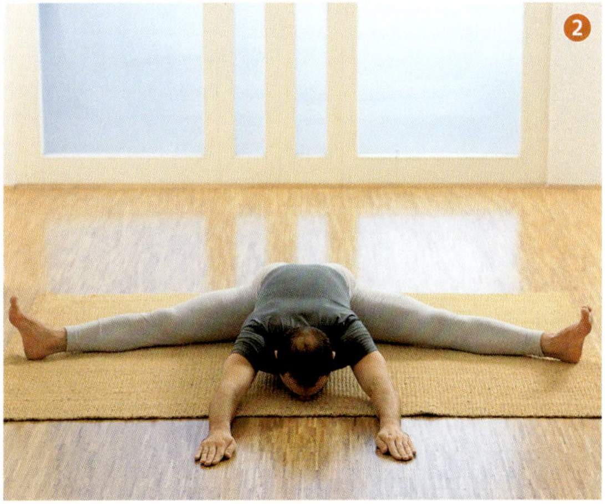

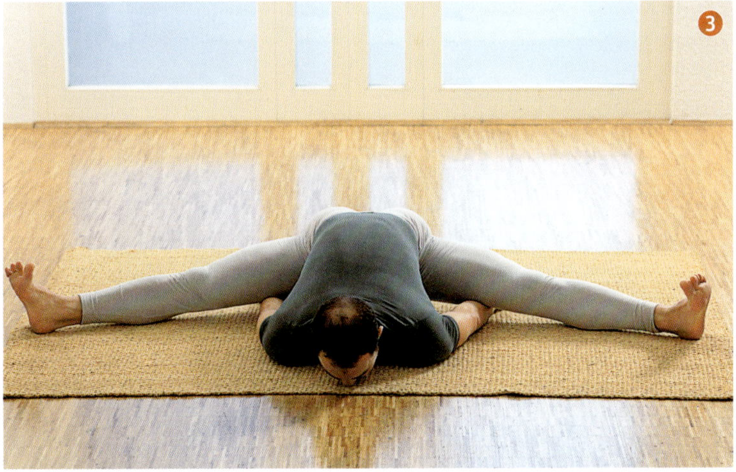

Tipps zum Üben:
❹ Um die Wirbelsäule richtig in die Länge zu dehnen, die Hände vor dem Vorbeugen verschränken und umgekehrt in die Höhe drücken.

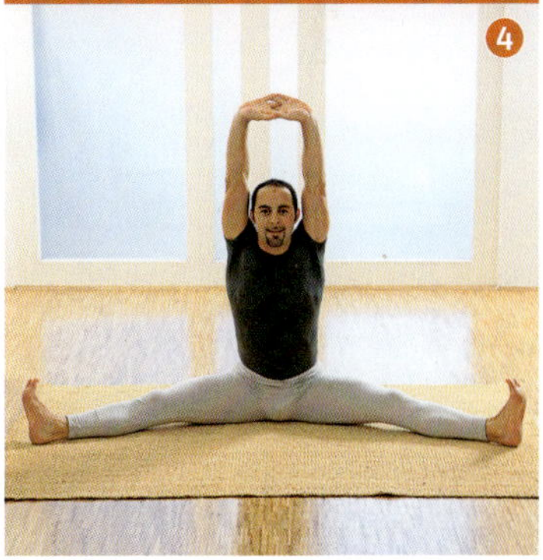

Variante für Fortgeschrittene

❶ Mit gegrätschten Beinen auf den Boden setzen. Die Arme seitlich hochstrecken, um die Wirbelsäule in die Länge zu ziehen.

❷ Ausatmen, dabei nach vorn beugen, Hände auf den Boden legen. Oberkörper nach vorn ziehen, bis Rücken und Beine maximal gedehnt sind.

❸ Arme unter den Oberschenkeln durchschieben – die Hände zeigen nun nach hinten, die Handflächen nach unten. Der Kopf weist zum Boden.

Nakrasana Krokodil

Diese Übung hat Auswirkung auf:	
Wirbelsäule	*wird gedreht und elastisch erhalten*
Hals- und seitliche Rumpfmuskulatur	*werden gedehnt*
Hüftgelenke	*werden gelockert*
Blutzirkulation	*wird angeregt*
Nierentätigkeit	*wird angeregt*

DIE KROKODILÜBUNGEN sind wertvolle Spürübungen zur Vorbeugung und Therapie von Rückenschmerzen und Haltungsschäden. Für Anfänger sind diese Übungen sehr wohltuend, da sie einfach auszuführen sind. Es gibt zahlreiche Positionen und Variationen, die vor allem die Wirbelsäule positiv beeinflussen.

Wann sollten Sie vorsichtig sein?

- Bei akuten Beschwerden im unteren Rücken
- Bei Ischiasbeschwerden
- Bei Entzündungen im Bauchraum

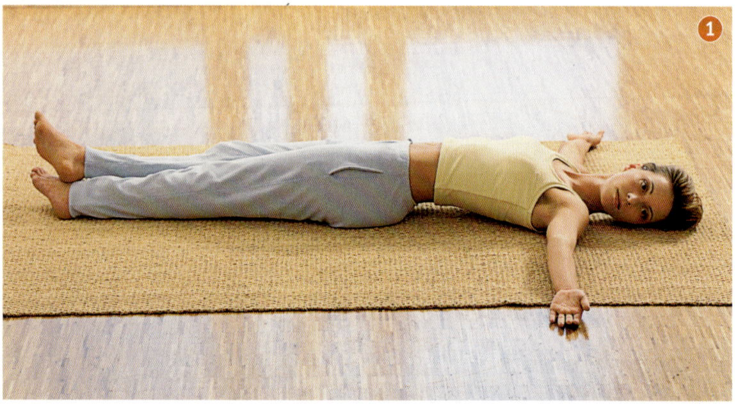

Variante 1

❶ Auf den Rücken legen, die Arme sind seitlich ausgebreitet. Das rechte Bein ausgestreckt über das linke legen. Einatmen. Beim Ausatmen beide Beine nach rechts und den Kopf nach links drehen. Dabei hebt sich das Becken vom Boden ab, die Schultern bleiben aber auf dem Boden. Einatmen und dabei die Beine und den Kopf wieder zur Mitte drehen. Beim nächsten Ausatmen die Beine nach links und den Kopf nach rechts drehen. Mit dem Einatmen wieder zurück zur Mitte kommen. Den Bewegungsablauf möglichst fließend auf beiden Seiten dreimal wiederholen.

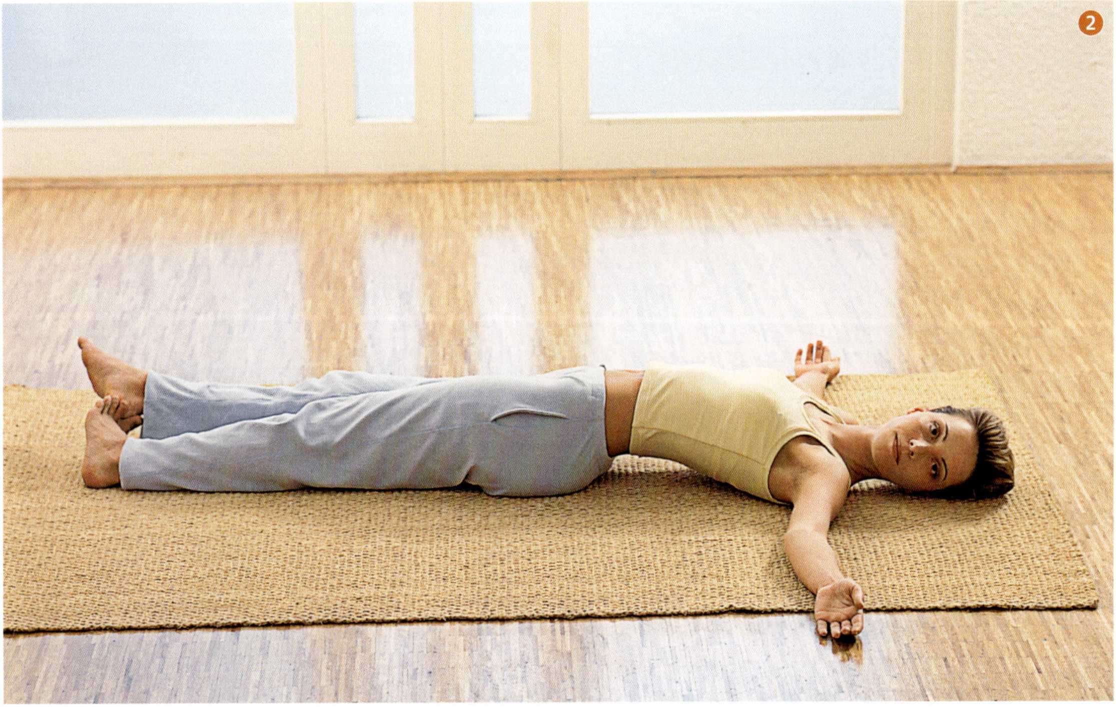

Variante 2

❷ Die Ferse des rechten Beins auf den linken Fuß zwischen die erste und zweite Zehe setzen. Ausatmen und dabei die Beine wieder nach rechts, den Kopf nach links drehen. Einatmen und zur Mitte zurückkommen. Anschließend die Beine nach links und den Kopf nach rechts drehen. Auf beiden Seiten dreimal wiederholen.

Variante 3

❸ Das linke Bein gestreckt lassen. Den rechten Fuß neben das linke Knie stellen. Beim Ausatmen die Beine wieder nach rechts, den Kopf nach links und wieder zurück drehen. Dann umgekehrt üben. Auf beiden Seiten dreimal wiederholen.

Tipps zum Üben:
Die Übungen werden stets langsam, im Fluss mit dem eigenen Atemrhythmus ausgeführt.

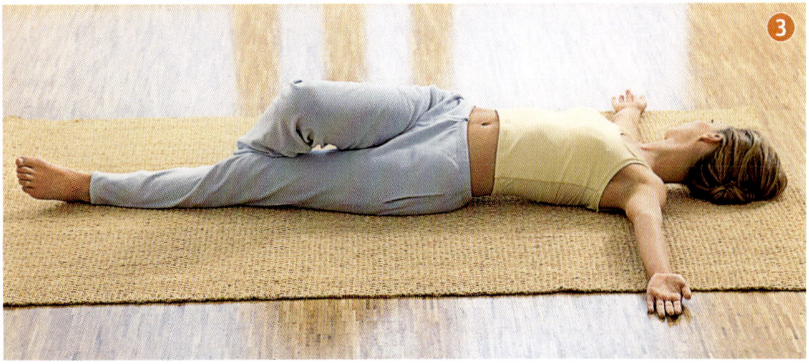

Utanasana
Kniekuss

Diese Übung hat Auswirkung auf:

Taille	*wird gestrafft*
Wirbelsäule	*bleibt beweglich*
Bänder der Beine und Knie	*werden gestreckt*
Blutzufuhr zum Gehirn	*wird verbessert*

Wann sollten Sie vorsichtig sein?

- Bei Beschwerden im unteren Rücken, Bandscheibenschäden, Ischias
- Bei erhöhtem Blutdruck
- Bei erhöhtem Augeninnendruck (grüner Star)

DA BEIM KNIEKUSS die Wirbelsäule optimal gedehnt und der Oberkörper nach unten geneigt wird, wirkt diese Übung ähnlich verjüngend wie die Vorbeuge im Sitzen oder der Kopfstand. Der Kopf wird besser durchblutet und der Geist kommt zur Ruhe. Ziel dieser Stellung ist es, sich möglichst weit nach vorne zu beugen und die Wirbelsäule gerade zu lassen.

❶ Aufrecht stehen, die Beine sind geschlossen. Mit dem Einatmen die Arme über den Kopf heben. Die Arme, den Oberkörper und den Kopf strecken – damit wird die Wirbelsäule gedehnt.

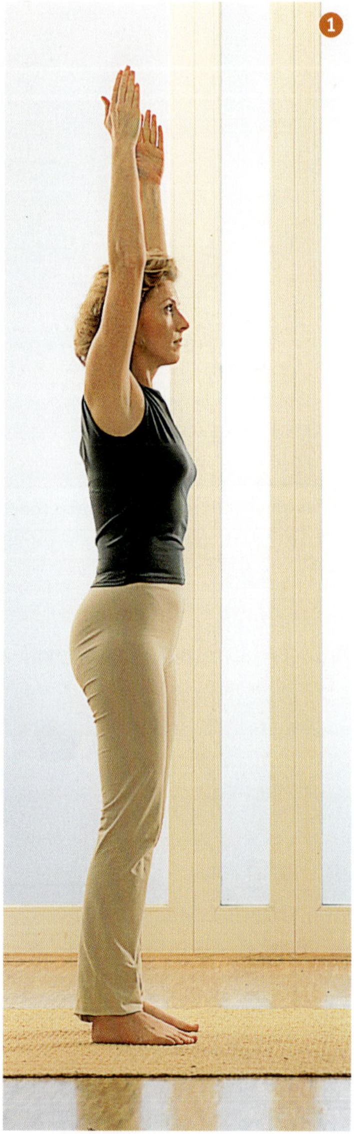

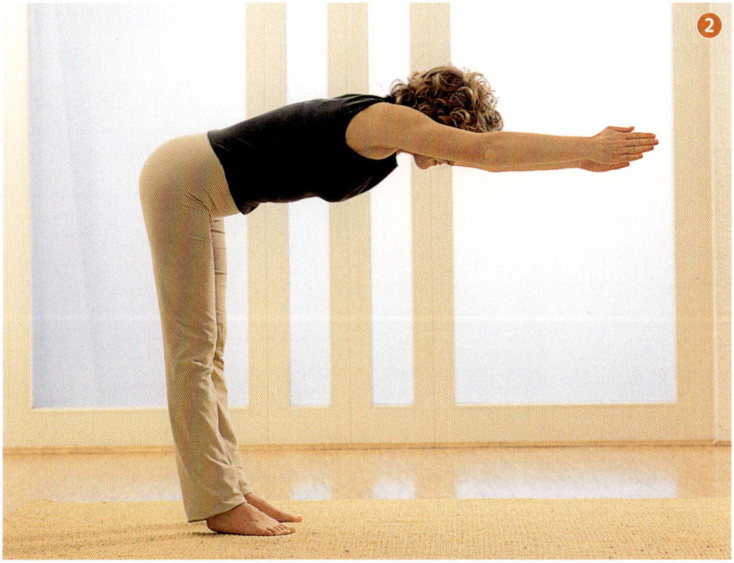

Info: Diese Übung wird auch Hand-Fuß-Stellung oder Vorbeuge im Stehen genannt.

Variation

❹ Wie oben beginnen. Mit den Händen die Hinterseite der Waden oberhalb der Knöchel umfassen und den Oberkörper näher an die Beine heranziehen.

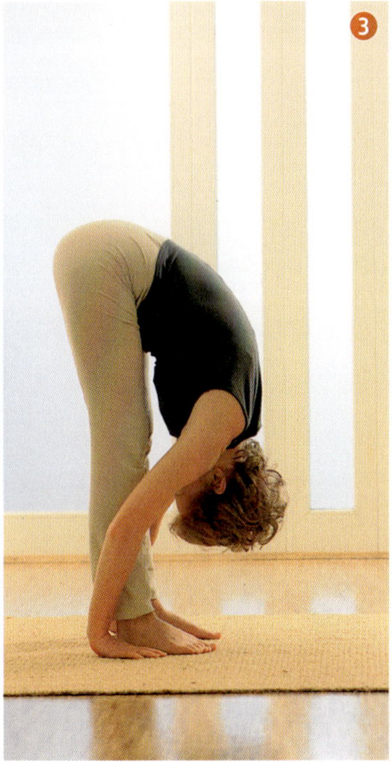

❷ Mit dem Ausatmen den Oberkörper aus dem Becken heraus nach vorn beugen und die Hände waagrecht ausgestreckt halten. Beine und Wirbelsäule sind gerade.

❸ So weit wie möglich nach unten beugen, Knöchel fassen oder Hände auf den Boden. Beim Ausatmen noch tiefer in die Stellung gehen. Einige Atemzüge verweilen, dann langsam lösen: Oberkörper locker lassen, aus dem Becken heraus Wirbel für Wirbel aufrichten.

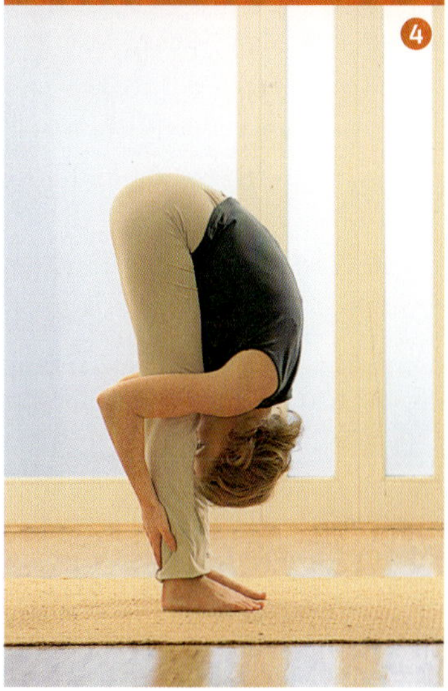

Übung zum Ausgleich

Rückbeuge

Diese Übung hat Auswirkung auf:

Beine	*werden gestärkt*
Wirbelsäule	*wird geschmeidig erhalten*
Lendenwirbelsäule	*wird gestärkt*
Rücken	*Stauungen werden gelöst*

DIE RÜCKBEUGE ist eine ausgezeichnete Übung, um die Vorbeuge (den Kniekuss, siehe Seite 72f.) auszugleichen und die Lendenwirbelsäule in die andere Richtung zu dehnen. Diese Übung stärkt die Beine und beugt den Rücken sanft nach hinten. In der Schwangerschaft ist die Rückbeuge ein guter Ersatz für die Kobra (siehe Seite 90f.), weil sie ähnliche Wirkung hat, jedoch den Druck auf den Bauch vermeidet.

❶ Geschlossener Stand. Hände mit den Fingerspitzen nach unten in Taillenhöhe auf den Rücken legen. Kopf gerade halten, einatmen und dabei den Oberkörper nach hinten beugen. Einige Atemzüge in der Stellung verweilen.

Tipps zum Üben:
Beugen Sie den Rücken aus dem Becken heraus – der Kopf bleibt gerade auf der Wirbelsäule. Korrigieren Sie die Haltung, indem Sie sich anfangs seitlich vor einen Spiegel stellen.

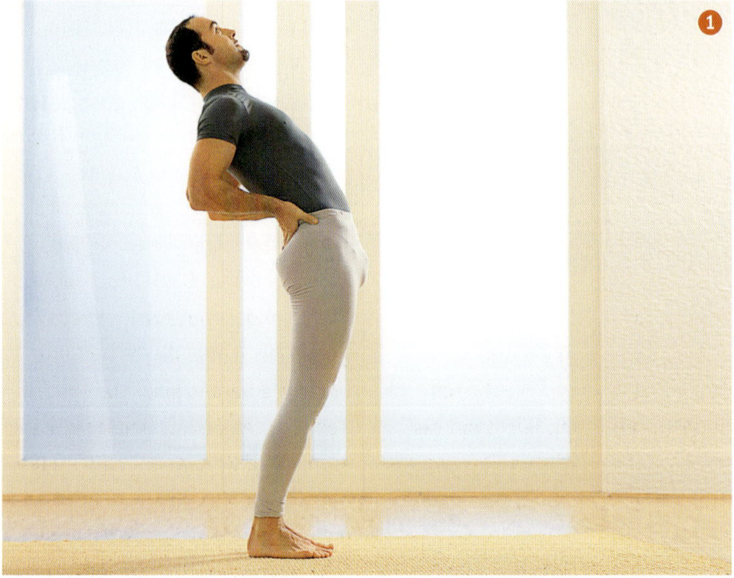

Utthita Satyeshikasana
Waage

DIE WAAGE gehört zu den Gleichgewichtshaltungen. Wenn Sie Probleme mit dem Gleichgewicht haben, können Sie anfangs auch einen Stuhl zu Hilfe nehmen und die Hände auf der Stuhllehne abstützen. Durch die Verlagerung des Gewichts auf ein Bein wird die Beinmuskulatur gestrafft und gestärkt.

Diese Übung hat Auswirkung auf:

Rücken	*wird gestärkt, besonders der untere Rücken*
Beinmuskulatur	*wird gekräftigt*
Atmung	*wird angeregt*
Kreislauf	*wird angeregt*
Gleichgewichtssinn	*wird verbessert*
Geist	*wird beruhigt*

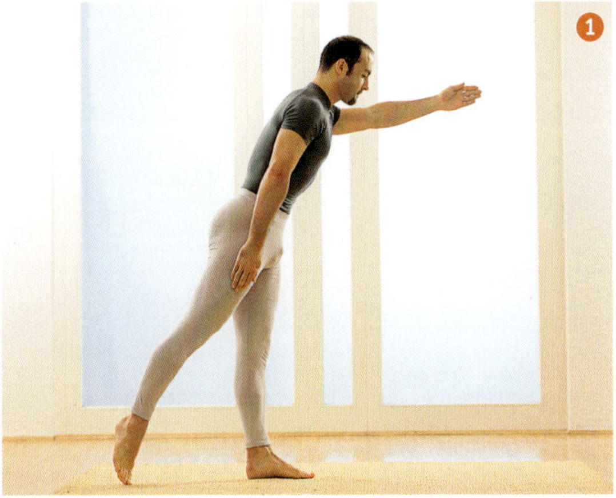

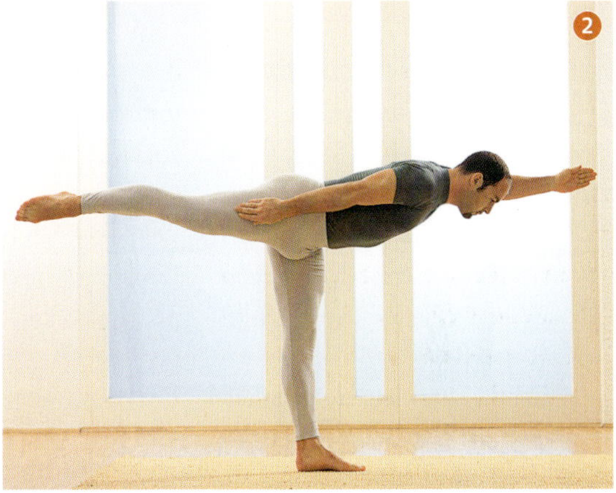

❶ Aufrecht stehen. Das Gewicht auf das linke Bein verlagern. Das rechte Bein gestreckt nach hinten bringen und leicht auf der großen Zehe abstützen. Der rechte Arm ruht gestreckt auf dem Oberschenkel.

❷ Linken Arm nach oben strecken. Ausatmen, dabei den Rumpf aus der Hüfte heraus nach vorn beugen, rechtes Bein heben, bis Oberkörper und Bein waagrecht stehen. Einige Atemzüge verweilen, einatmen, in den Stand zurückkehren. Mit dem anderen Bein wiederholen.

Wann sollten Sie vorsichtig sein?

- Bei erhöhtem Blutdruck
- Bei Schwindel

Tipps zum Üben:

Bei Gleichgewichtsproblemen an einer Wand abstützen.

Paschimottasana
Vorwärtsbeuge

Diese Übung hat Auswirkung auf:

innere Organe	*werden belebt*
Nervensystem	*wird angeregt*
Wirbelsäule	*wird gedehnt und elastisch erhalten*
Rücken- und Beinmuskulatur	*werden gedehnt*
Körperfett	*wird abgebaut*
Verdauung	*wird angeregt*

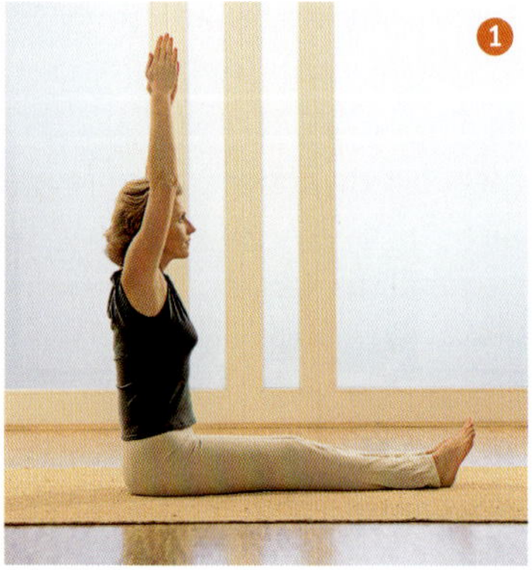

Tipps zum Üben:
Es genügt auch, die Unterschenkel zu umfassen und den Oberkörper nur leicht nach vorn zu ziehen. Nie über die Grenzen der eigenen Beweglichkeit hinausgehen! Um den Rücken besser aufzurichten, können Sie auch ein Kissen oder eine gefaltete Decke unter das Gesäß legen.

DIE VORBEUGE ist die wichtigste Übung zur Erhaltung der Jugendfrische, da sie die Wirbelsäule, den Sitz der Jugendlichkeit, elastisch hält. Sie dehnt den Rücken optimal, löst Wirbelkörper und Bandscheiben voneinander und ermöglicht einen freien Energiefluss in der Wirbelsäule und den Nervenkanälen.

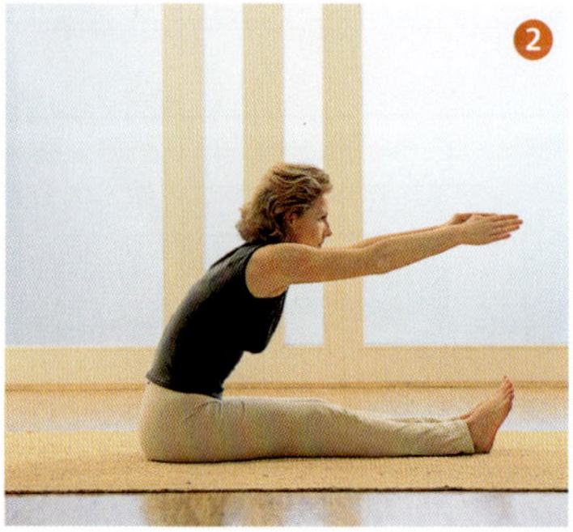

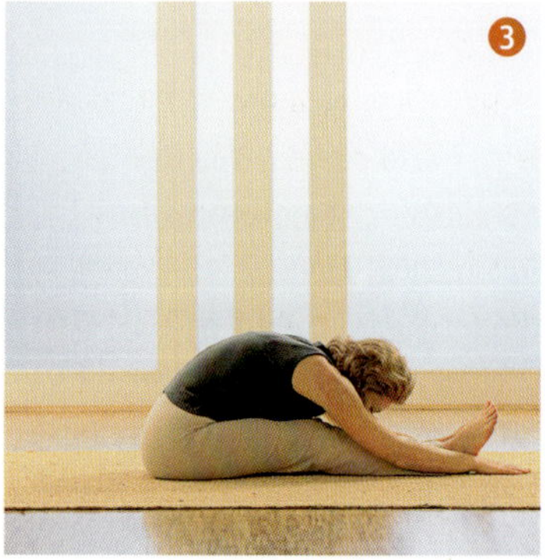

Variante 1

❶ Mit ausgestreckten Beinen auf den Boden setzen. Die Arme und die Wirbelsäule hochstrecken.
❷ Mit dem Ausatmen den Rücken aus dem Becken nach vorn beugen.
❸ Hände neben den Füßen ablegen und den Kopf sanft in Richtung Knie sinken lassen.

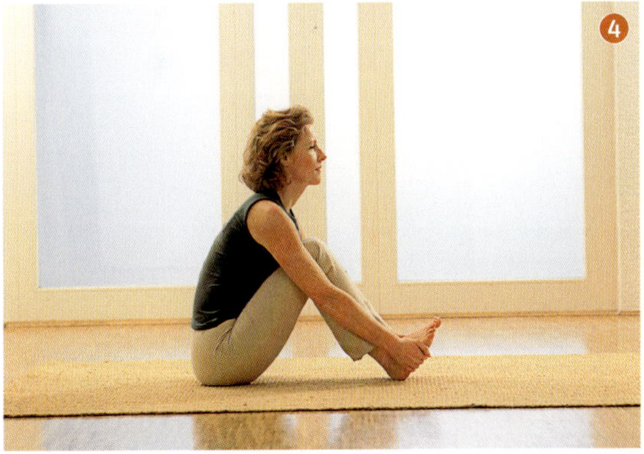

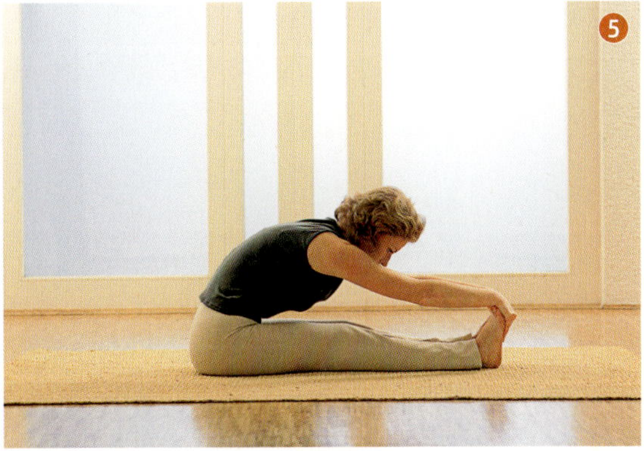

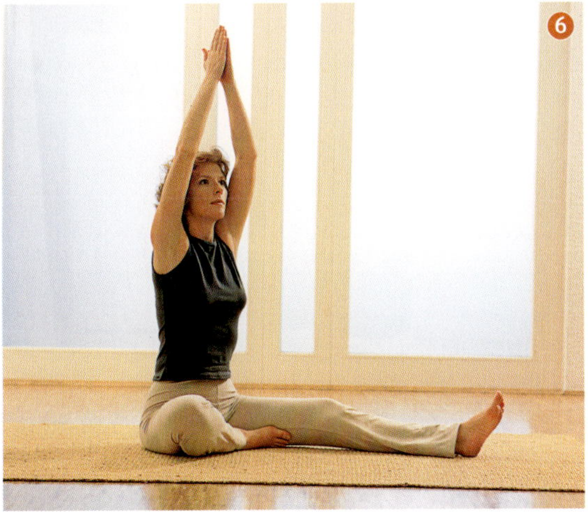

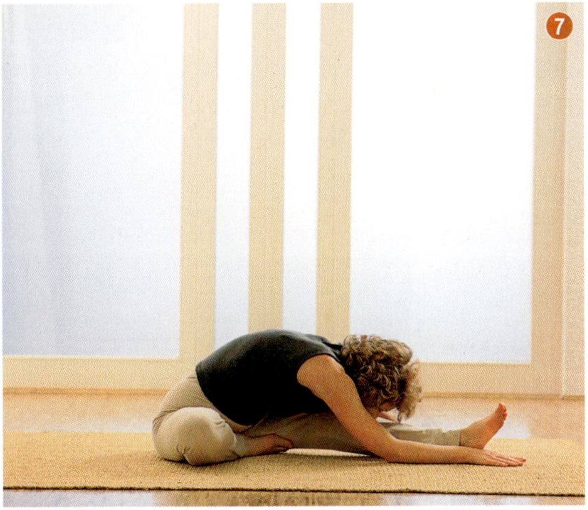

Variante 2

❹ Gerade sitzen, die Beine aufstellen und die Füße umfassen.

❺ Mit den Händen von oben über die Zehen greifen und die Fersen langsam nach vorn gleiten lassen. Den Oberkörper gerade und den unteren Rücken gestreckt halten. Den Kopf sanft in Richtung Beine sinken lassen.

Variante 3

❻ Das rechte Bein anwinkeln und den rechten Fuß an den linken Oberschenkel legen. Die Arme hochstrecken, um die Wirbelsäule aufzurichten.

❼ Beim Ausatmen mit dem Oberkörper über das linke Bein beugen. Dann die Stellung zur anderen Seite üben.

Wann sollten Sie vorsichtig sein?

- Bei akuten Erkrankungen der Wirbelsäule, Bandscheibenvorfall, Hexenschuss, Ischias
- Bei Entzündungen im Bauchraum
- In der Schwangerschaft

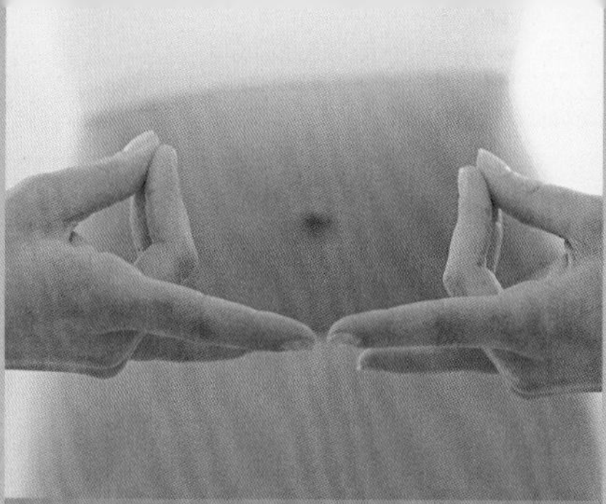

PUSHAN-MUDRA, dem Sonnengott Pushan geweiht – wirkt als allgemeine Energiepumpe.

Nabelchakra

Manipura-Chakra

WIE DER NAME andeutet, hat dieses Chakra seinen Sitz im Oberbauch, im Magenbereich, oberhalb des Nabels zwischen dem ersten Lenden- und dem zwölften Brustwirbel. Sein Element ist das Feuer. Das Nabelchakra steht für die Aspekte Willenskraft, Tatkraft, Macht und Identität. Es drückt die belebende Energie unseres Zentrums aus, die unsere Gedanken, Gefühle und Wünsche steuert, und die Fähigkeit, sich seiner persönlichen Interessen bewusst zu werden und so seine Neigungen frei zu entfalten. Das Nabelchakra ist der zentrale Speicherplatz für Prana, die Lebensenergie.

Mehr Durchsetzungskraft und Spontanität

Wirkung auf Organe und Drüsen

DAS NABELCHAKRA entspricht unserem Sonnengeflecht. Es regelt die Verdauung und wirkt auf Magen, Leber, Milz und Bauchspeicheldrüse. Letztere bildet Verdauungsenzyme, Insulin und reguliert den Kohlenhydratstoffwechsel. Ein gesundes Nabelchakra sorgt für eine optimale Verdauung, einen tiefen Schlaf und ausgeglichene Nerven. Das Nabelchakra ist die Speicherstelle von Prana. Es ist die Kraft, die das Herz schlagen lässt, den Blutkreislauf in Gang hält, Stoffwechselprozesse und die Erneuerung von Zellen ermöglicht. Durch seine Anregung kann die Lebensenergie bewusst gesteigert werden.

Wirkung auf seelischer Ebene

DAS NABELCHAKRA ist der Sitz der Gefühle, das Zentrum der Leidenschaft und des Enthusiasmus. Verdrängt man seine Gefühle, kann sich das auf den Magen schlagen oder die Sehkraft beeinträchtigen. Ein gesundes Nabelchakra bewirkt die Stärkung des Ich; die Kraft des Ich ermöglicht es uns, selbstbestimmt zu leben. Menschen mit einem guten Nabelchakra strahlen Stärke, Selbstbewusstsein, Tatkraft und Durchsetzungsvermögen aus. Sie besitzen Geduld und Ausdauer, um schwierige Zeiten im Leben zu überstehen, und sind sensibel ihren Mitmenschen gegenüber. Sie ruhen in ihrer Mitte und erreichen ihre Ziele mit der Kraft, die aus ihrer Mitte, aus dem Sonnengeflecht, kommt.

> Das Licht deines wahren Wesens strahlt von deinem Mittelpunkt, erleuchtet den ganzen Körper, so wie die Sonne die ganze Welt beleuchtet aus dem Mittelpunkt des Sonnensystems.
>
> *Maharishi*

Manipura-Chakra

Die Bedeutung des Chakras im Überblick

Bedeutung:	*Manipura = Stadt der Juwelen (Mani = Juwel, Pura = Stadt)*
Farbe:	*Gelb*
Anzahl der Blätter:	*10*
Symbol:	*Dreieck*
Drüsen:	*Bauchspeicheldrüse*
Mantra:	*RAM*
Symboltier:	*Widder*
Sinneswahrnehmung:	*Sehen*
Planet:	*Mars*

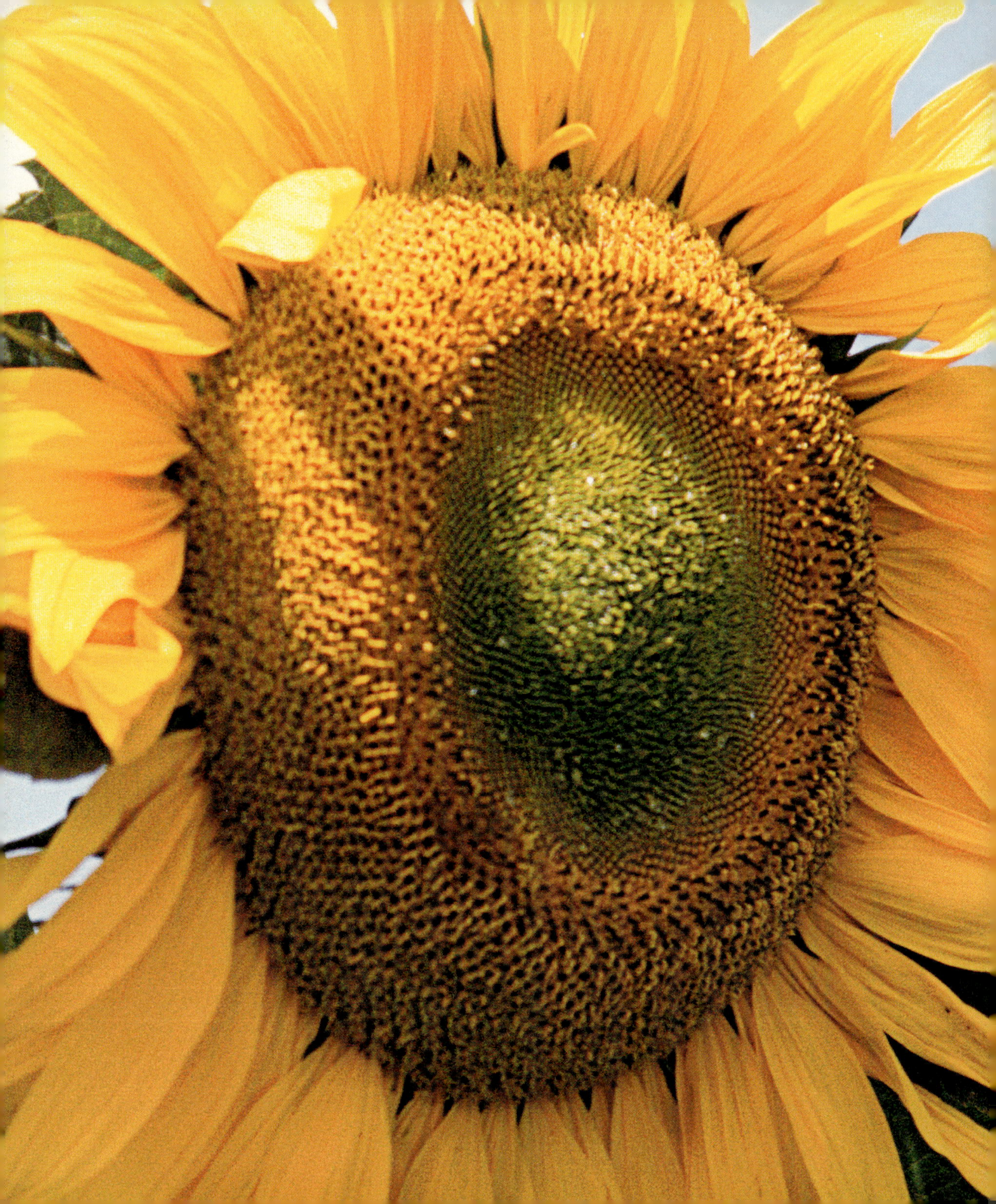

Durchströmt von Sonnenkraft

ICH SPÜRE mein Nabelchakra. Es fühlt sich warm an und ist erfüllt von sonnigem Gelb. Mit diesem warmen gelben Licht breiten sich Wärme und Frieden in meinem Nabelchakra aus. Beim Einatmen nehme ich Energie aus dem Kosmos auf – beim Ausatmen lasse ich einen warmen Lichtstrahl wie von einer Sonne ausgehend in meinen Bauchraum und von dort in den ganzen Körper strahlen.

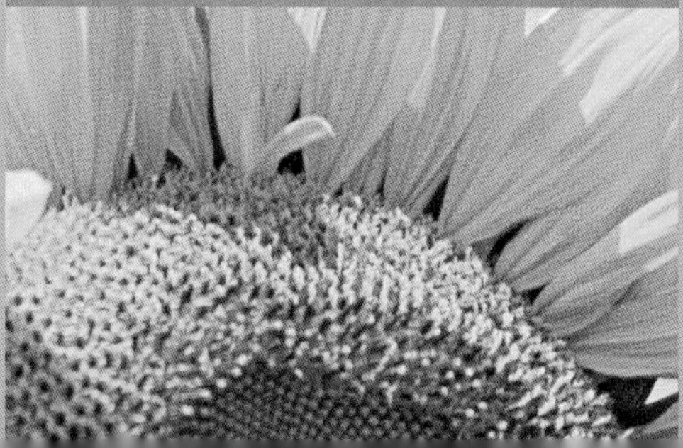

Ardha Matsyendrasana

Drehsitz

Diese Übung hat Auswirkung auf:

Energiefluss	*wird erhöht*
Blutzufuhr zur Wirbelsäule	*wird stimuliert*
Bauchorgane	*werden besser durchblutet*
innere Organe	*werden von Stauungen befreit*
Fettgewebe	*wird abgebaut*
Atmung	*wird vertieft*
Muskeln, Bänder und Nervenfasern im Wirbelsäulenbereich	*werden aktiviert*

DIESE KLASSISCHE YOGA-ÜBUNG ist nach einem der weisen Begründer des Hatha-Yoga, Matsyendranath, benannt. Der Drehsitz ist eine hervorragende Übung, um die Wirbelsäule aufzurichten und sie so elastisch und jugendlich zu erhalten. Das Halten der Stellung verschafft Ruhe und Klarheit im Geist.

Wann sollten Sie vorsichtig sein?

- Bei akuten Erkrankungen der Wirbelsäule, Bandscheibenvorfall, Hexenschuss, Ischias
- Bei Entzündungen im Bauchraum
- In der Schwangerschaft

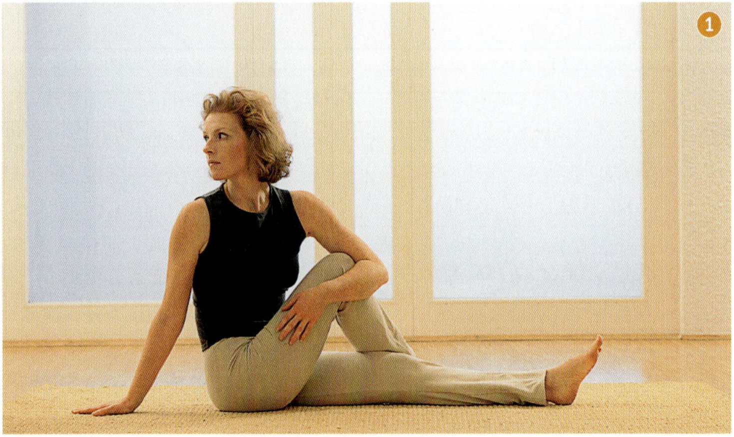

Variante 1

1 Mit ausgestreckten Beinen auf den Boden setzen. Den rechten Fuß über das linke Bein neben das Knie stellen. Mit dem rechten Arm hinter dem Körper abstützen. Den linken Arm um das rechte Knie beugen. Den Kopf aufrecht halten und nach rechts drehen. Tief atmen und die Stellung einige Atemzüge halten. Die Übung zur anderen Seite wiederholen.

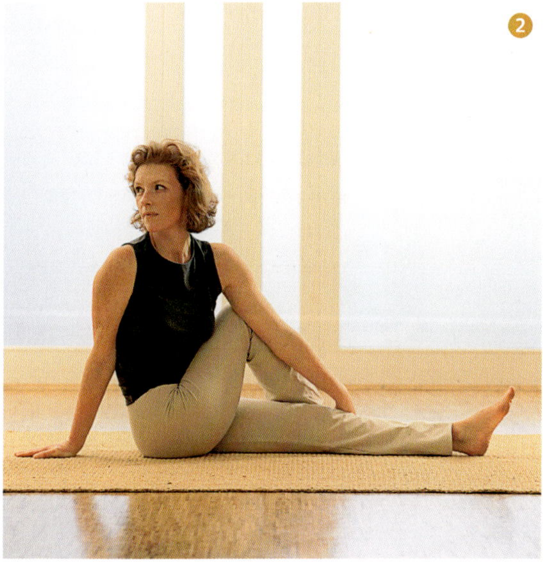

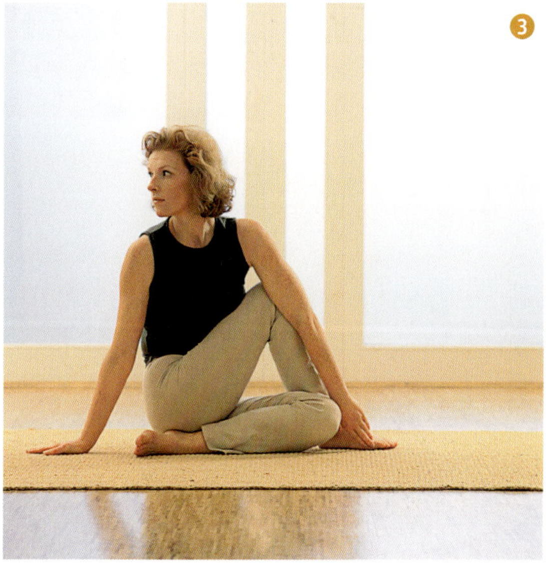

Variante 2

❷ Linkes Bein ausstrecken. Das rechte Bein über das linke stellen. Mit dem rechten Arm abstützen. Der ausgestreckte linke Arm drückt das rechte Knie nach außen. Fuß oder Knöchel umfassen und nach rechts schauen. Tief atmen. Mit dem Einatmen zurück in die Ausgangsstellung kommen, dann zur anderen Seite üben.

Variante 3

❸ Das linke Bein abwinkeln, auf den linken Sitzbeinhöcker setzen. Das rechte Bein über das linke Knie stellen. Mit dem rechten Arm hinten abstützen.

Mit dem ausgestreckten linken Arm das rechte Knie nach außen drücken. Den Kopf gerade halten, nach rechts hinten schauen. Mit dem Einatmen zurück in die Ausgangsstellung kommen, dann zur anderen Seite üben.

Tipps zum Üben:

Um den Rücken besser aufzurichten, können Sie auch ein Kissen oder eine zusammengefaltete Decke unter das Gesäß legen.

Dhanurasana
Bogen

Diese Übung hat Auswirkung auf:

Rückenmuskulatur	*wird belebt*
Haltung	*wird verbessert*
Muskulatur im Rumpf und in den Oberschenkeln	*wird gedehnt*
Wirbelsäule	*wird beweglich erhalten*
Brustraum	*wird erweitert*

BEI DIESER RÜCKWÄRTSBEUGUNG aus der Bauchlage gleicht der Körper einem gespannten Bogen. Diese Haltung sollte sehr behutsam ausgeführt werden, damit die Sehnen und Bänder nicht überdehnt werden. Schon eine geringe Dehnung hat großen Nutzen.

Wann sollten Sie vorsichtig sein?

- Bei akuten Beschwerden in der Wirbelsäule, Bandscheibenvorfall, Hexenschuss, Ischias
- Bei Leistenbruch
- Nach Operationen im Bauchraum
- Nach Brustoperationen
- Bei Schilddrüsenüberfunktion

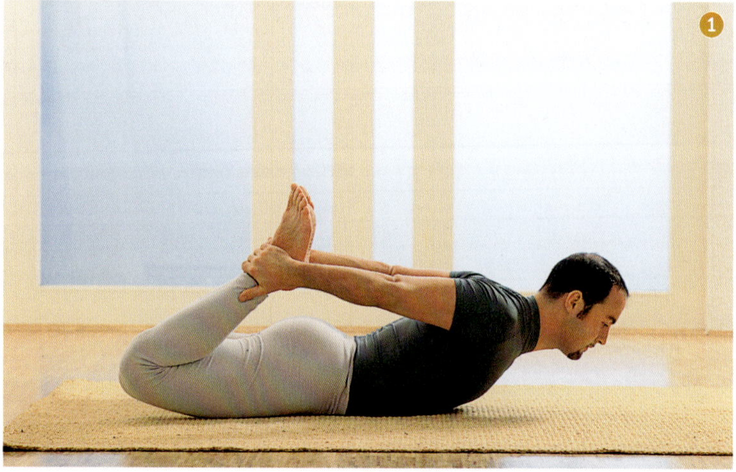

Leichte Variante

❶ Auf den Bauch legen, die Stirn locker auf den Boden ablegen, die Beine sind leicht gegrätscht. Die Knie abwinkeln und mit den Händen die Knöchel umfassen. Die Muskulatur im Beckenbereich anspannen. Einatmen, dabei den Kopf anheben und mit den Armen die Beine hochziehen. Die Knie heben dabei vom Boden ab, die Leisten verbleiben auf der Unterlage. Diese Stellung einige Atemzüge lang halten und dann langsam Beine und Kopf wieder absinken lassen.

Fortgeschrittene Variante

❷ Diese Variante ist etwas für sehr Bewegliche und Geübte. Auf den Bauch legen, die Stirn auf den Boden und die Beine leicht gegrätscht. Die Knie abwinkeln und mit den Händen die Knöchel umfassen. Die Muskulatur im Beckenbereich anspannen. Einatmen, dabei den Kopf anheben und mit den Armen die Beine weit nach oben ziehen und den Oberkörper so weit hochheben, dass das Gesicht nach vorn weist. Die Knie heben dabei vom Boden ab, die Leisten verbleiben auf der Unterlage. Diese Stellung einige Atemzüge lang halten und dann langsam Beine und Kopf wieder absinken lassen. Anfangs wird es Ihnen leichter fallen, die Beine mit geöffneten Knien hochzuziehen. Wenn Sie weiter fortgeschritten sind, können Sie den Bogen auch mit geschlossenen Knien ausführen und die Beine etwas höher an den Schienbeinen halten.

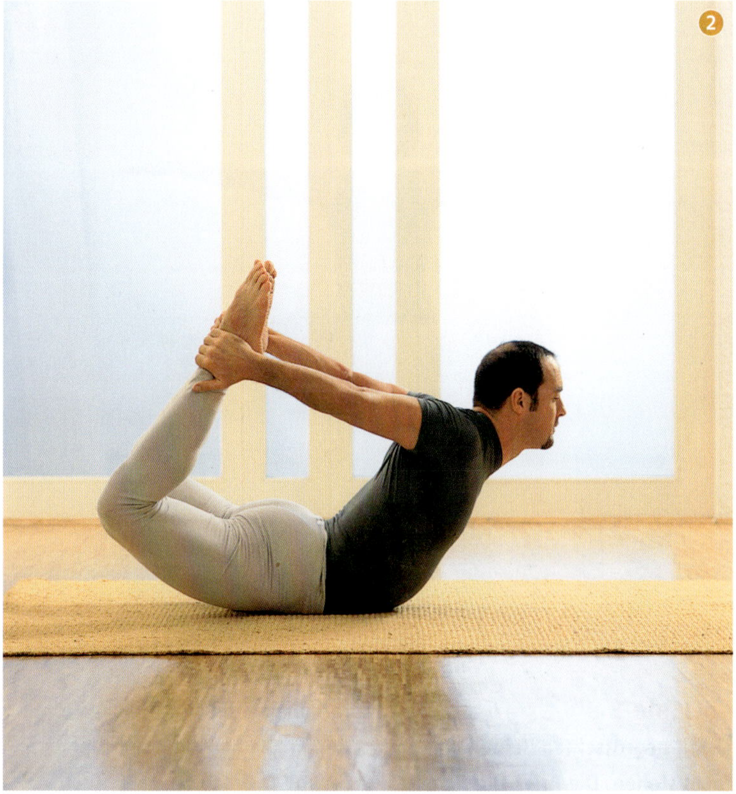

❷

Info: Diese Übung erhöht die Vitalität im ganzen Körper. Durch das Balancieren des Körpers auf dem Bauch wird Fett abgebaut und die Verdauung angeregt. Die Geschlechtsorgane gesunden. Die inneren Organe werden kraftvoll massiert.

Kakasana
Krähe

Diese Übung hat Auswirkung auf:

Handgelenke	*werden gekräftigt*
Schultern, Unter- und Oberarme	*werden gekräftigt*
Brustkorb	*wird gedehnt*
Konzentrationsfähigkeit	*wird gesteigert*
Atemvolumen	*wird erhöht*

AUCH WENN diese Übung ziemlich schwierig aussieht, ist sie nach einiger Zeit ganz einfach auszuführen. Sie gehört zu den Gleichgewichtsübungen. Das Geheimnis liegt einzig und allein in der richtigen Balance.

Wann sollten Sie vorsichtig sein?

- Bei Entzündungen im Bauchraum
- Bei Leistenbruch
- Bei Beschwerden in den Handgelenken
- Nach einem Knochenbruch in den Armen und Handgelenken

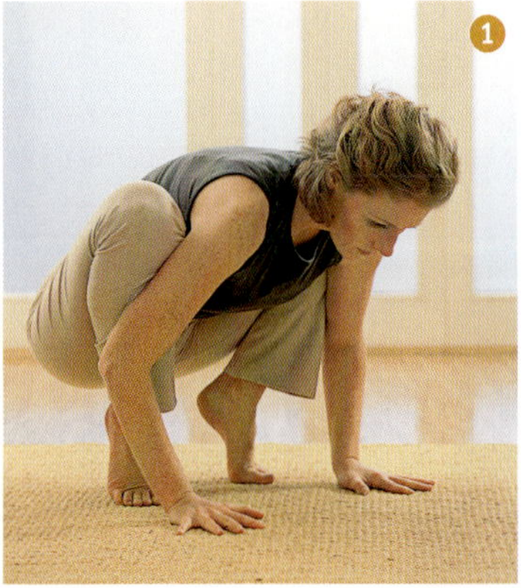

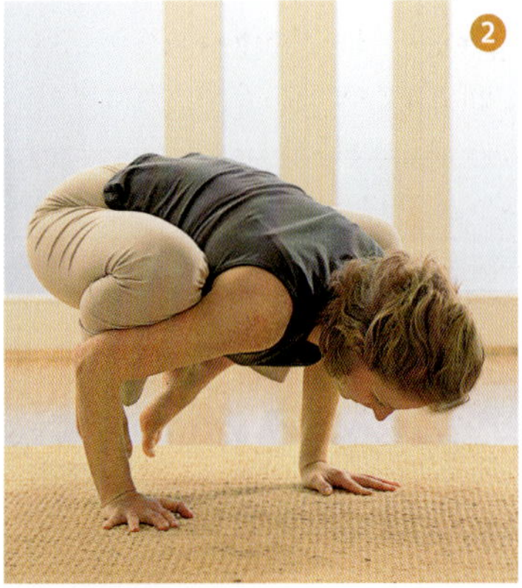

Tipps zum Üben:

Wenn Sie das Gleichgewicht noch nicht halten können, bleiben Sie mit den Zehenspitzen am Boden und verlagern nur das Gewicht nach vorn.

❶ In die Hocke gehen. Die Arme zwischen den Knien aufstützen. Die Finger spreizen und einen guten Kontakt zum Boden aufnehmen. Die Ellbogen seitlich nach außen beugen und die Knie über die Oberarme legen.

❷ Das Gewicht auf Hände und Zehenspitzen verlagern. Den Blick auf einen bestimmten Punkt richten und das Gewicht noch ein wenig weiter nach vorn verlagern, bis die Zehenspitzen vom Boden abheben. Die Stellung einige Atemzüge lang halten, dann langsam wieder zurück in die Ausgangsstellung kommen.

Mayurasana
Pfau

DER PFAU ist eine Gleichgewichtshaltung für Fortgeschrittene. Wichtig bei allen Gleichgewichtsstellungen ist, den Blick auf einen bestimmten Punkt gerichtet zu halten, damit sich der Geist dort verankern kann.

Diese Übung hat Auswirkung auf:

Bauchorgane	*werden massiert*
Verdauung	*wird angeregt*
Milz und Bauchspeicheldrüse	*werden angeregt*
Konzentration	*wird gefördert*
Gleichgewichtssinn	*wird geschult*

Variante 1

❶ Auf die Fersen setzen, Knie spreizen. Handflächen auf den Boden zwischen den Oberschenkeln, die Finger zeigen nach hinten. Mit den Armen abstützen, den Oberkörper nach vorn beugen, die Stirn auf den Boden legen. Der Unterbauch liegt auf den Ellbogen. Die Beine nach hinten ausstrecken. Das Gewicht ruht auf den Zehenspitzen, den Händen und auf der Stirn. Einatmen, das Gewicht etwas nach vorn verlagern, den Kopf heben. Die Zehen anheben, das Gewicht auf den Händen halten. Stellung so lange wie möglich halten.

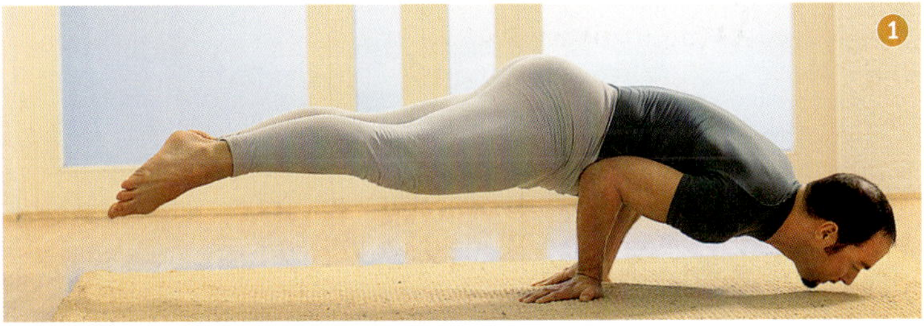

Variante 2

❷ Für Fortgeschrittene: Wenn Sie in der Endposition von Variante 1 angekommen sind, das Kinn zum Boden bringen und die Beine senkrecht hochheben.

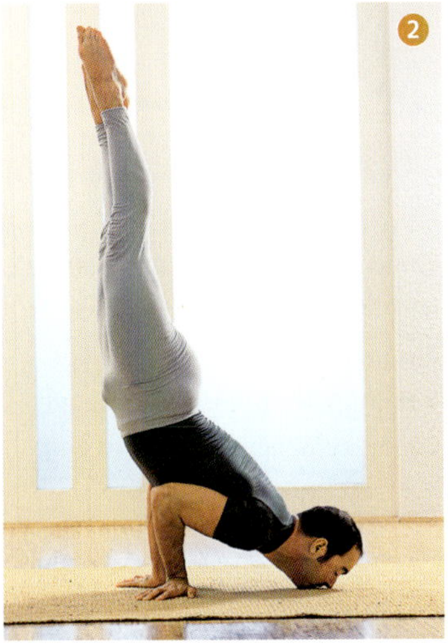

Wann sollten Sie vorsichtig sein?

- Bei Entzündungen oder nach Operationen im Bauchraum
- Bei Leistenbruch
- Bei Beschwerden in den Handgelenken

Tipps zum Üben:

Um den Körper ganz gerade zu halten, können Sie bei Variante 1 einen Schemel zu Hilfe nehmen.

Bhujangasana

Kobra

Diese Übung hat Auswirkung auf:

Beweglichkeit der Wirbelsäule	*wird erhöht*
Rücken- und Bauchmuskulatur	*werden gestärkt*
Arm-, Schulter- und Nackenmuskulatur	*werden gekräftigt*
Bauchorgane	*werden belebt und massiert*
Verdauung	*wird reguliert*

BEI DER KOBRASTELLUNG sind Kopf und Oberkörper anmutig aufgerichtet, wie bei einer Schlange, die ihre Brust und den Kopf hebt. Die Kobra symbolisiert höchste Wachsamkeit und fördert die Konzentration. Man sagt, dass durch das Üben dieser Stellung die Kundalini-Energie, die Kraft der Schlangengöttin, erwacht.

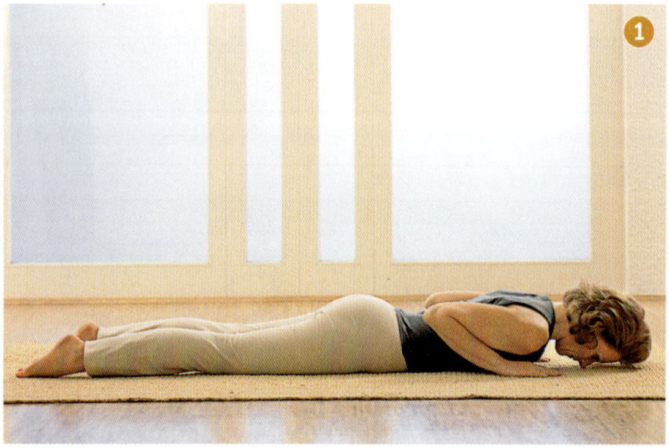

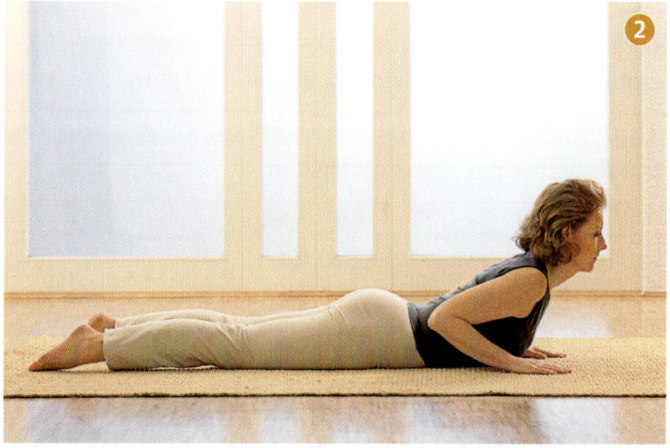

Wann sollten Sie vorsichtig sein?

- Bei akuten Beschwerden im unteren Rücken, Bandscheibenvorfall, Hexenschuss, Ischias
- Bei Leistenbruch
- Nach Operationen im Bauchraum
- In der Schwangerschaft

❶ Auf den Bauch legen, die Beine leicht grätschen. Die Hände unter die Schultern legen und mit den Handflächen guten Kontakt zum Boden aufnehmen. Die Stirn liegt auf dem Boden.

❷ Beim Einatmen langsam den Kopf heben und die Muskeln im Beckenbereich anspannen. Dann wieder langsam ausatmen.

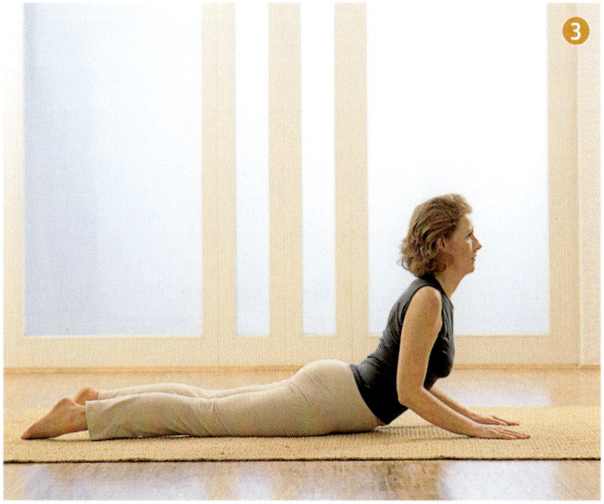

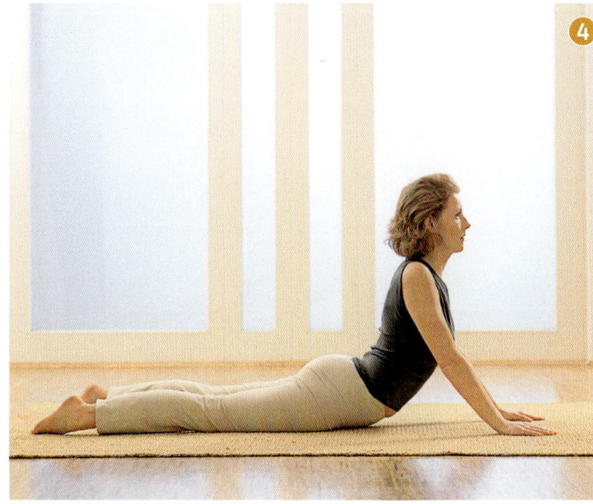

3 Beim Einatmen den Oberkörper anheben, die Brust ausdehnen und mit gebeugten Armen abstützen. Einige Atemzüge in der Stellung verweilen.

Variation für Fortgeschrittene

4 Je nach Beweglichkeit die Arme durchstrecken. Dabei jedoch darauf achten, dass die Beckenknochen am Boden bleiben.

Leichte Variation

5 Anstatt die Hände unter den Schultern aufzustützen, die Arme nach vorn strecken.

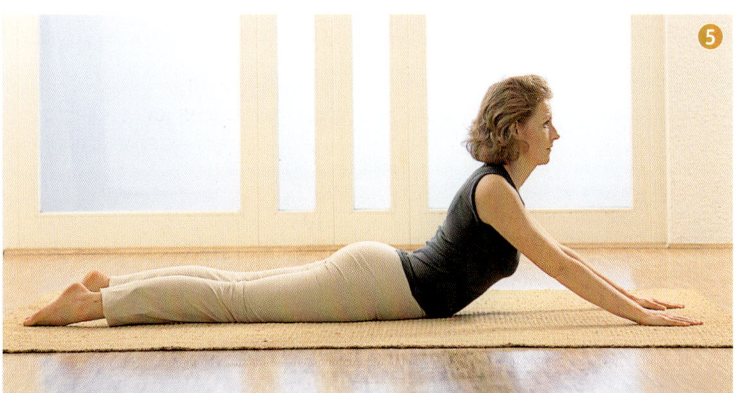

Tipps zum Üben:
Legen Sie zur Vorbereitung auf diese Übung zuerst einmal die Unterarme auf dem Boden ab, die Hände schauen nach vorn. Heben Sie einatmend den Kopf und den Oberkörper und verweilen Sie einige Atemzüge in der Stellung.

Info: **Diese Übung ist eine Wohltat bei Frauenleiden und wirkt sehr entspannend bei Menstruationsbeschwerden.**

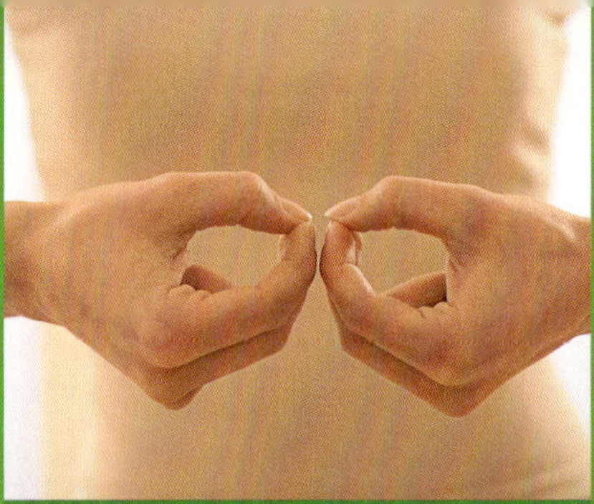

KUBERA-MUDRA, dem Gott des Reichtums, Kubera, gewidmet – hilft, Ziele zu erreichen.

Herzchakra

Anahata-Chakra

DAS HERZ- ODER ANAHATA-CHAKRA hat seinen Sitz im Brustraum, an der Brustwirbelsäule auf Herzhöhe. Sein Element ist die Luft. Es ist das Zentrum der Liebe, des Mitgefühls, der Menschlichkeit und der Geborgenheit. Es ermöglicht uns den Kontakt zu anderen Menschen. Das Herzchakra steht für selbstlose Liebe im Sinne von Nächstenliebe.

Mehr Individualität und Ausdruckskraft

Wirkung auf Organe und Drüsen

DAS ANAHATA-CHAKRA reguliert Herztätigkeit, Blutkreislauf, Lungenfunktion und Atmung. Ein gesundes Brustzentrum garantiert ein starkes Herz, einen stabilen Kreislauf, einen gesunden Herzrhythmus und eine tiefe, freie Atmung. Die vom Herzchakra gesteuerte Thymusdrüse ist wichtig für die Immunabwehr und die Ausreifung der Lymphozyten. So stärkt ein intaktes Herzchakra die Abwehrkräfte und beugt Allergien, Asthma, Infekten und Krebserkrankungen vor. Durch die Bedeutung des Herzchakras für die Kommunikation und in Verbindung zum Tastsinn steht es auch in enger Beziehung zur Haut – zentrales Kontaktorgan und Grenze zur Außenwelt.

Wirkung auf seelischer Ebene

DER »NICHT ANGESCHLAGENE TON« bedeutet das Vibrieren unserer Energie, das Mitschwingen unseres inneren Wesens über die Herzens- und Gefühlsebene und die Liebe. Wenn die Energie im Herzchakra frei fließt, ist der Mensch zu Kommunikation und zum Austausch von Liebe und Mitgefühl fähig.

Wir lernen, uns anzunehmen, wie wir sind, und uns selbst (nicht im Sinne von egoistischer Eigenliebe) zu lieben. Nur wer sich selbst liebt und akzeptiert, kann Liebe und Toleranz für andere Menschen entwickeln. Wer sein Herzchakra aktiviert, kann eine harmonische, vertrauensvolle Nähe zu anderen Menschen erfahren und ist bereit für eine liebevolle und tiefe Partnerschaft.

> Der Yogi erkennt sich selbst im Herzen aller Wesen und alle Wesen in seinem Herzen.
>
> *Bhagavadgita*

Anahata-Chakra

Die Bedeutung des Chakras im Überblick

Bedeutung:	*Anahata = der nicht angeschlagene Ton*
Farbe:	*Grün*
Anzahl der Blätter:	*12*
Symbol:	*Davidstern*
Drüsen:	*Thymusdrüse*
Mantra:	*YAM*
Symboltier:	*Antilope*
Sinneswahrnehmung:	*Tasten*
Planet:	*Jupiter*

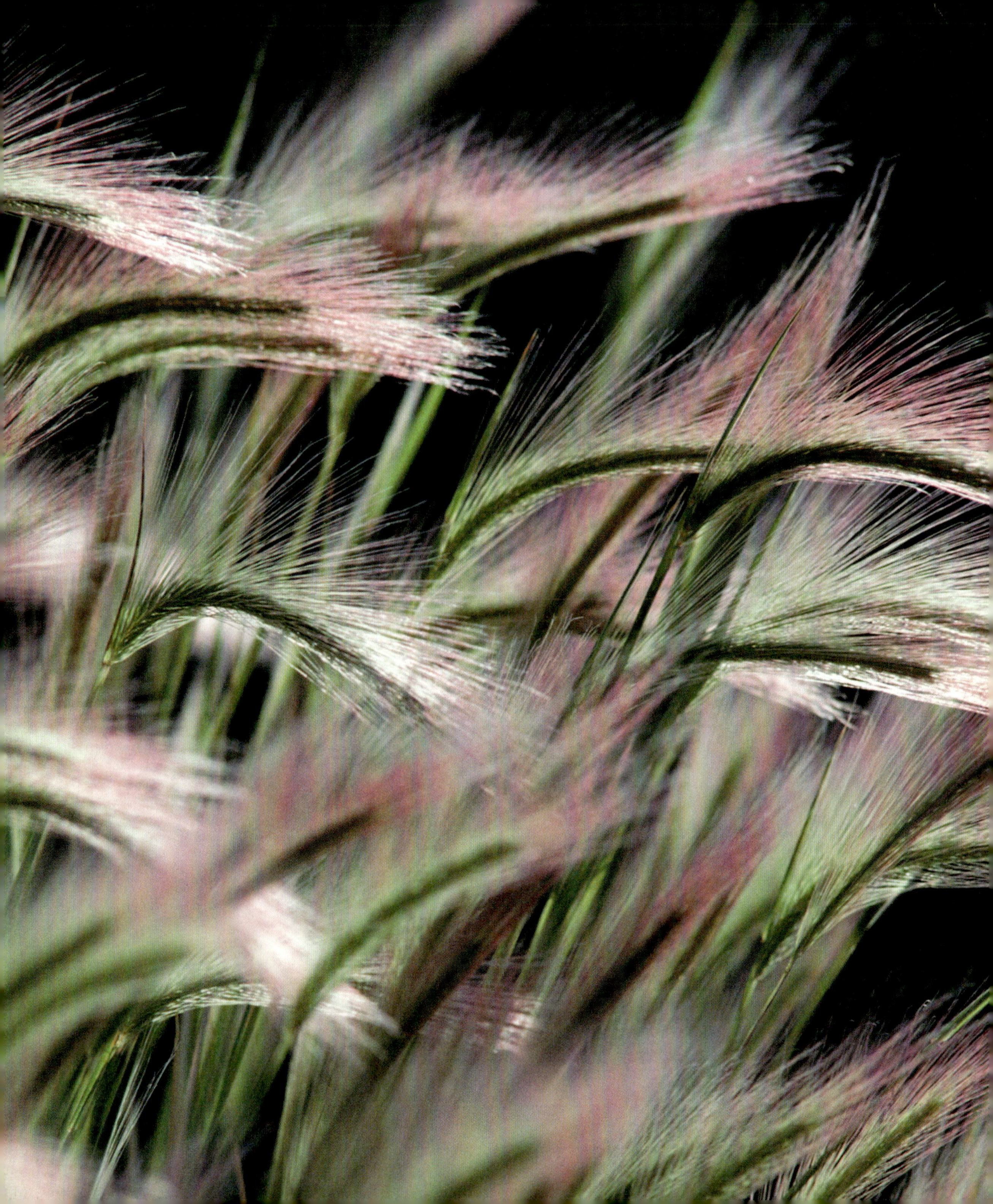

Wenn das Herz vor Freude tanzt

ICH KONZENTRIERE MICH auf mein Herzchakra und nehme dort ein grünes Licht wahr – wie eine lichtdurchflutete grüne Wiese oder ein leuchtend grüner Laubbaum. Mit dem grünen Licht breitet sich ein Gefühl von Liebe in meiner Herzgegend und im ganzen Brustraum aus. In meinem Brustraum entsteht eine grüne, heilende Energiekugel, deren Licht allmählich den ganzen Körper durchstrahlt.

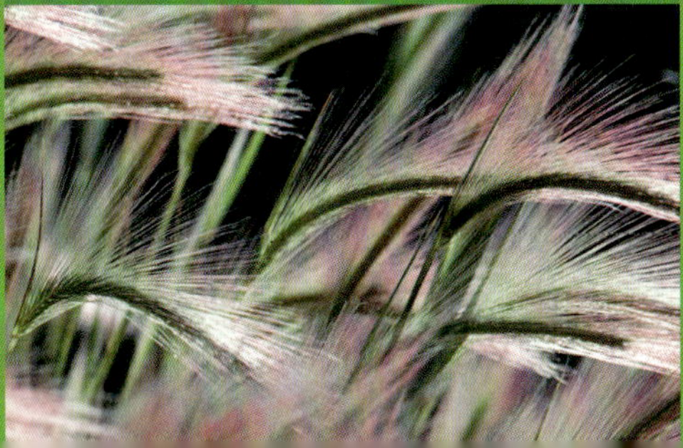

Gumukhasana

Kuhgesicht

Diese Übung hat Auswirkung auf:

Oberkörpermuskulatur	*wird gedehnt*
Arm- und Schultermuskulatur	*werden gekräftigt*
Hand-, Fuß- und Kniegelenke	*werden geschmeidig*
Wirbelsäule	*wird aufgerichtet*
Brustraum und Herzgegend	*werden geweitet*
Brustatmung	*wird angeregt*

DIE KUH WIRD IN INDIEN als heiliges Tier verehrt. Sie symbolisiert Mutterschaft, das Nährende und Leben Spendende.

Die Kuhgesicht-Haltung ist eine der stabilsten Sitzpositionen. Sie kann auch als Meditationshaltung mit locker hängender Armstellung ausgeführt werden.

Wann sollten Sie vorsichtig sein?

- Bei Durchblutungsstörungen in den Beinen
- Bei tiefen Krampfadern

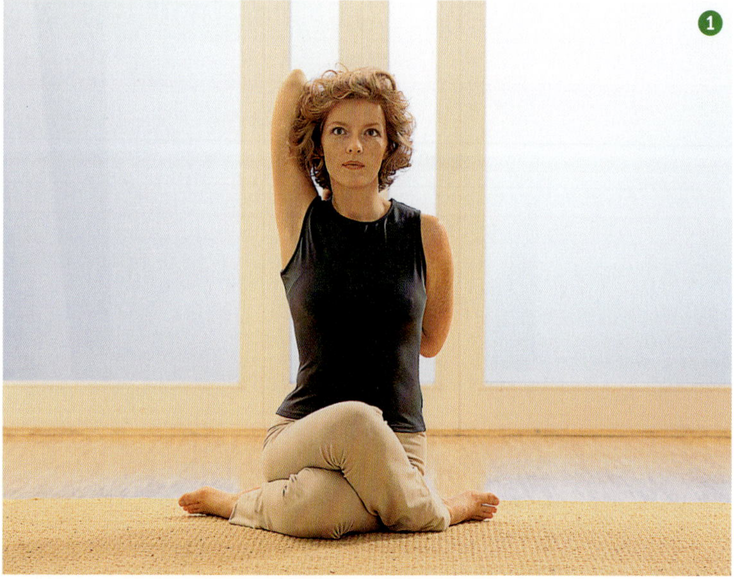

❶ Auf den Boden oder den vorderen Rand eines Kissens setzen. Das linke Bein anwinkeln und den Fuß an die rechte Gesäßhälfte ziehen. Das andere Bein angewinkelt darüberlegen. Die Fußsohlen sollten nach hinten oben weisen.

❷ Den Rücken aufrichten. Den rechten Arm nach oben strecken und den Unterarm nach unten abwinkeln. Die Hand auf den Rücken legen. Den linken Arm nach hinten oben beugen, sodass der Handrücken auf dem Rücken liegt. Die Schultern nach außen drücken und versuchen, dass die Hände ineinander greifen oder dass sich die Fingerspitzen berühren. Dabei ganz behutsam vorgehen – es genügt auch, die Hände auf dem Rücken ruhen zu lassen. Als mögliche Hilfestellung mit beiden Händen ein Tuch umfassen. Die Stellung so lange halten, wie es angenehm ist, und sie dann in die andere Richtung ausführen.
Sie werden feststellen, dass diese Übung Ihnen in eine Richtung leichter fällt als in die andere, dass Sie die Hände zur einen Seite mehr zusammenbringen als zur anderen. Je länger Sie üben, umso mehr werden sich beide Seiten angleichen. Atmen Sie tief und entspannen Sie in der Haltung.

Tipps zum Üben:
Wenn die Beinstellung schwierig ist, können Sie auch im Fersensitz, auf einem Kissen oder Bänkchen sitzen.
Wenn Sie die Hände nicht fassen können, nehmen Sie als Hilfsmittel ein festes Tuch und umfassen beide Enden.

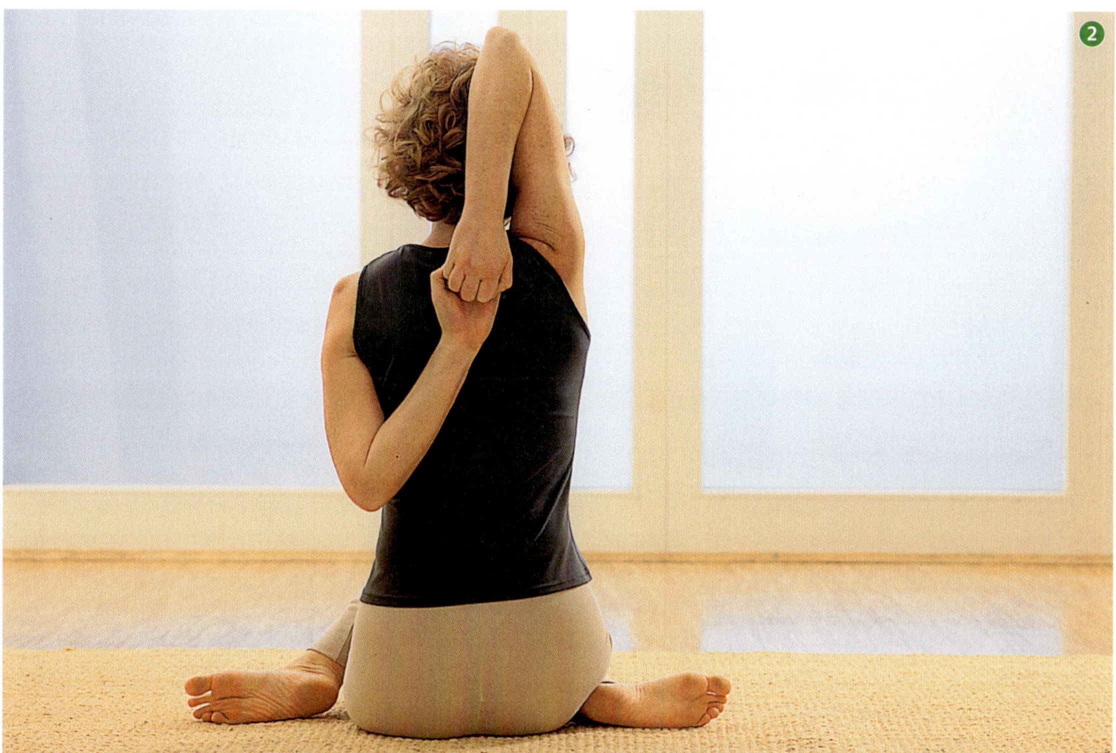

Caturanga Dandasana

Brett

Diese Übung hat Auswirkung auf:

Schulter-, Arm- und Beinmuskulatur	*werden gekräftigt*
Atmung	*wird angeregt*
Brustkorb	*wird geweitet*
Kreislauf	*wird angeregt*

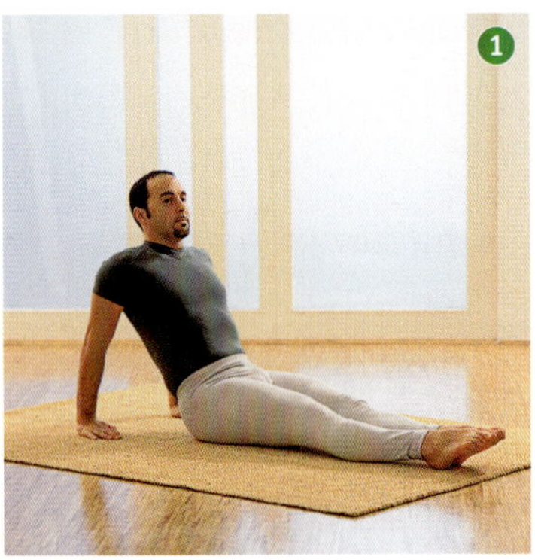

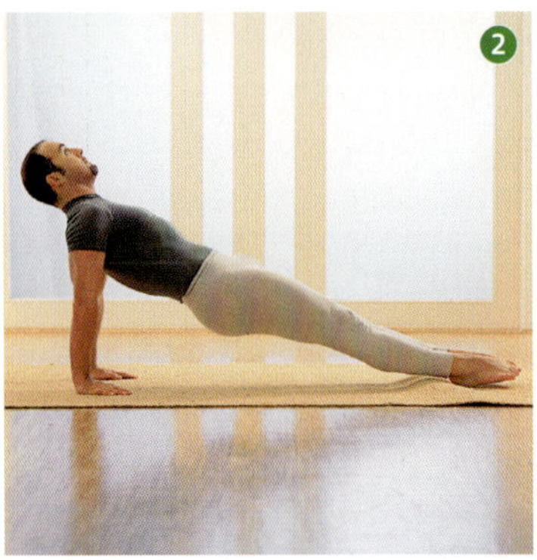

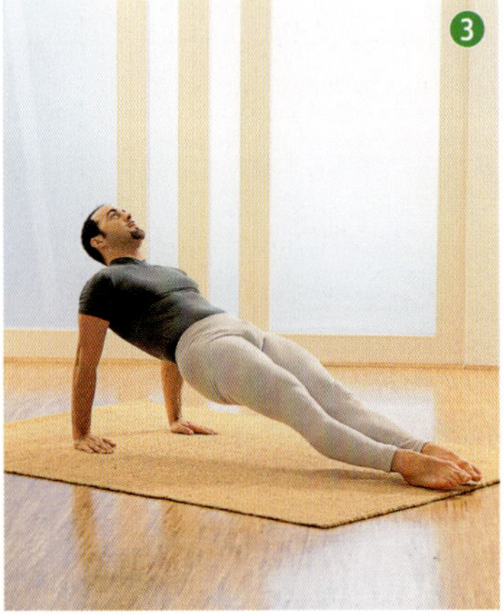

Wann sollten Sie vorsichtig sein?

- Bei Beschwerden in den Handgelenken
- Nach einem Bruch in den Armen oder Handgelenken
- Bei Sehnenscheidenentzündung

DER SANSKRITNAME dieser Stellung bedeutet Stockhaltung. Sie ist besonders effektiv für Frauen, um die Arm- und Schultermuskulatur und damit in geistigem Sinn das Durchsetzungsvermögen zu stärken und mehr Tatkraft und Selbstbestimmung zu erlangen. Diese Stellung ist außerdem eine Ausgleichshaltung oder die Gegenstellung zur Vorbeuge.

❶ Mit ausgestreckten Beinen auf den Boden setzen. Mit den Händen hinter dem Rücken abstützen, sodass die Fingerspitzen nach vorn weisen.

❷ Die Muskeln im unteren Rücken anspannen und beim Einatmen das Becken hochdrücken, bis die Vorderseite des Körpers eine gerade Linie bildet. Die Fußsohlen liegen auf dem Boden.

❸ Ein paar Atemzüge lang in der Stellung verweilen, dann während des Ausatmens wieder in die Ausgangsstellung zurückkommen.

Vasisthasana
Schiefe Ebene

DIE SCHIEFE EBENE gehört zu den Bretthaltungen und ist eine Übung, die mehr Kraft und Ausdauer verleiht. Sie kräftigt alle Körperteile und verbessert die Wahrnehmung zwischen rechter und linker Körperhälfte.

Diese Übung hat Auswirkung auf:

Schulter- und Handgelenke	*werden gestärkt*
Schulter-, Arm-, Bein- und Rumpfmuskulatur	*werden gekräftigt*
Gleichgewichtssinn	*wird gefördert*

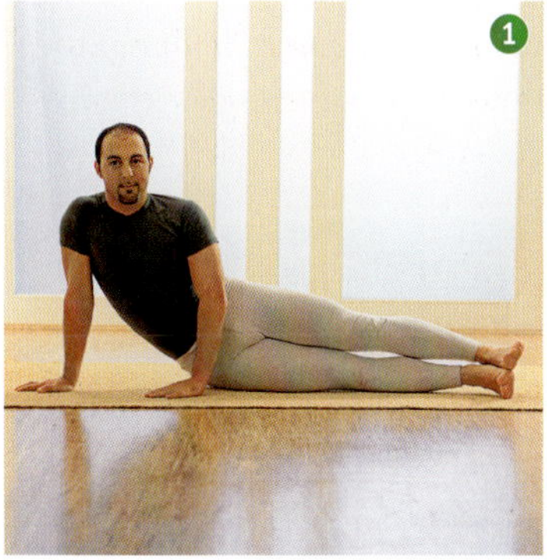
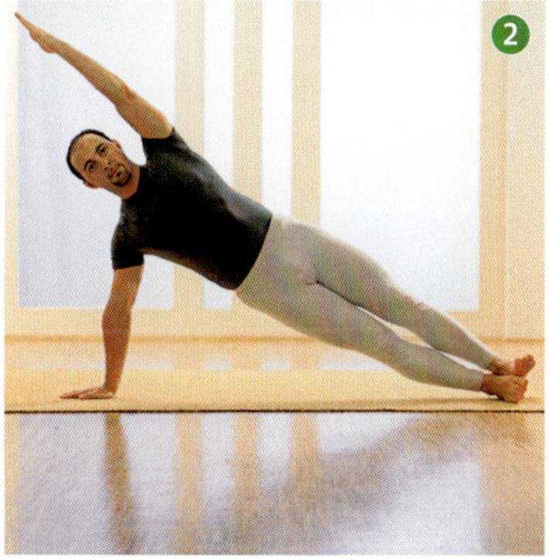
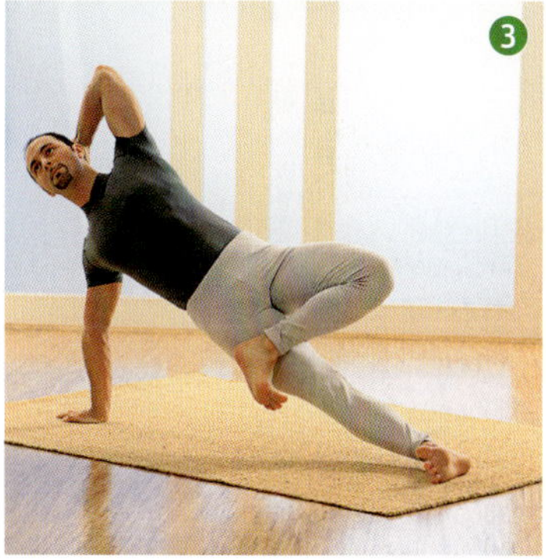

❶ Aufrecht mit ausgestreckten Beinen sitzen. Den Körper auf die rechte Hüfte drehen und mit den Händen vor dem Körper abstützen. Beide Handflächen zeigen vom Körper weg in die den Beinen entgegengesetzte Richtung.

❷ Die Muskulatur im unteren Rücken anspannen und das Becken hochdrücken, bis der Körper eine schiefe Ebene bildet. Den linken Arm über den Kopf strecken, die Handfläche zeigt nach unten. Die Stellung einige Atemzüge lang halten, dann auf der anderen Körperseite ausführen.

Variation

❸ Aus der schiefen Ebene das linke Bein abwinkeln und den linken Fuß über den rechten Oberschenkel legen, wie beim halben Lotos. Den linken Arm abwinkeln und die Handfläche auf den Hinterkopf legen. Der Oberkörper sollte auch hier wieder eine gerade Linie bilden.

Wann sollten Sie vorsichtig sein?

- Bei Beschwerden in den Handgelenken
- Nach einem Bruch in den Armen oder Handgelenken
- Bei Sehnenscheidenentzündung

Tipps zum Üben:

Üben Sie die Stellung auf einer rutschfesten Unterlage, z. B. einer Gummimatte.

Svanasana
Hund

Diese Übung hat Auswirkung auf:	
Brustwirbelsäule	*wird gedehnt*
Rücken	*wird gedehnt*
Beinmuskulatur	*wird gedehnt*
Arm- und Schultermuskulatur	*werden gekräftigt*
Brustkorb	*wird geweitet*
Lendenwirbelsäule	*wird entlastet*

DIE HUNDHALTUNG gilt als eine der belebendsten Yoga-Stellungen, da sie Rücken und Schultern kräftig dehnt und streckt. Die Haltung trägt ihren Namen, da sie an einen Hund erinnert, der sich beim Aufstehen aus dem Liegen genüsslich in die Länge dehnt. Denken Sie bei der Ausführung an dieses Bild.

Wann sollten Sie vorsichtig sein?

- Bei Beschwerden in den Handgelenken
- Nach einem Bruch in den Armen oder Handgelenken
- Bei Sehnenscheidenentzündung
- Bei erhöhtem Blutdruck
- Bei erhöhtem Augeninnendruck (grüner Star)
- Bei Netzhautablösung
- Bei akuten Kopfschmerzen

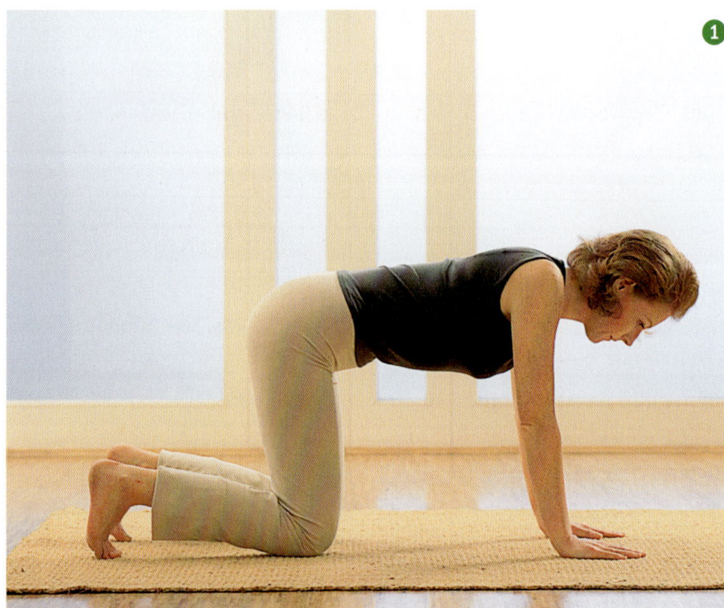

1 Die Übung im Vierfüßlerstand beginnen. Auf einen geraden Rücken achten. Die Zehen aufstellen und die Handflächen fest auf den Boden drücken, die Finger sind dabei geschlossen.

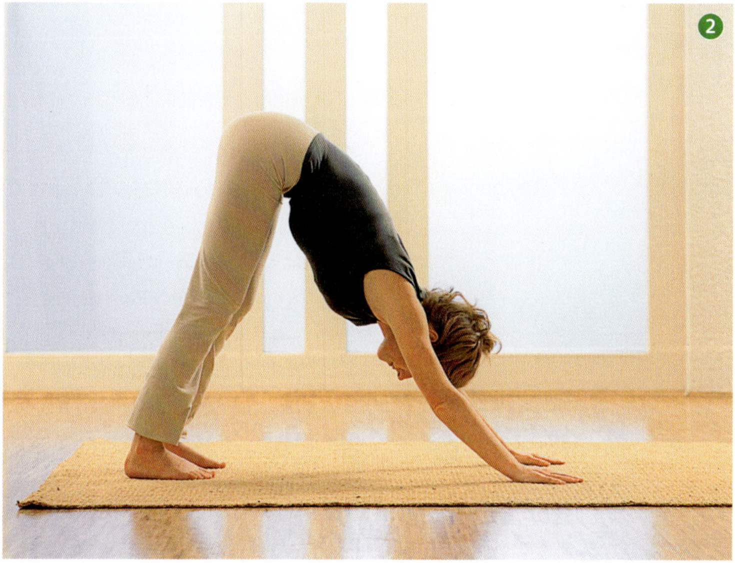

Info: Als dynamische Übung können beide Variationen nacheinander durchgeführt werden: Einatmen – Becken nach oben, ausatmen – Becken zum Boden, etwa dreimal wiederholen. Dieser Übungsablauf ist eine ideale Aufwärmübung und eignet sich gut zum Aufwachen am Morgen.

❷ Das Körpergewicht nach hinten verlagern und den Rumpf nach oben schieben. Die Fersen so weit es geht auf den Boden drücken. Die Arme ganz durchgestreckt lassen. Den Rücken gerade halten, indem das Gesäß noch weiter nach oben gedrückt wird. Den Kopf gerade zwischen den Armen halten. Ein paar Atemzüge lang in der Stellung verweilen und anschließend in der Bauchlage entspannen.

Variation

❸ Im Vierfüßlerstand beginnen. Die Handflächen fest auf den Boden drücken und die Zehen aufstellen. Das Körpergewicht etwas nach vorn verlagern und das Becken in Richtung Boden sinken lassen. Die Arme sind durchgestreckt. Das gesamte Körpergewicht ruht auf den Händen und den Zehen. Die Stellung einige Atemzüge lang halten.

Tipps zum Üben:
Wie bei der »Schiefen Ebene« sollten Sie auf eine rutschfeste Unterlage achten.

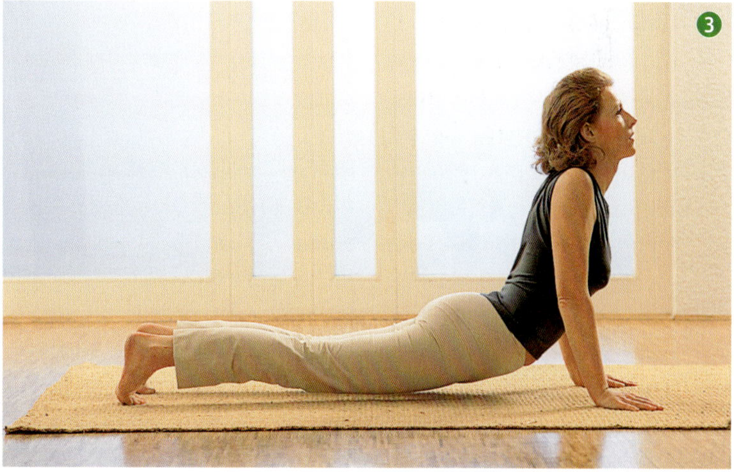

Ustrasana
Kamel

Diese Übung hat Auswirkung auf:

Rückenmuskulatur	*wird gekräftigt*
Oberschenkelmuskulatur	*wird gestärkt*
Bauchmuskeln	*werden gestrafft*
Brustkorb	*wird gedehnt*
Kreislauf	*wird angeregt*
Brustatmung	*wird angeregt*

DAS KAMEL ist eine Rückbeuge aus dem Kniestand, die besonders anregend auf den Brustbereich und das Herzchakra wirkt. Die ganze Vorderseite des Körpers wird dabei intensiv gedehnt. Die Stellung drückt auch die ausdauernde Haltung des Kamels aus.

Wann sollten Sie vorsichtig sein?

- Bei Beschwerden im unteren Rücken
- Bei Beschwerden in der Halswirbelsäule
- Nach Brustoperationen
- Bei Asthma und Lungenemphysem

Tipps zum Üben:

Falls die Hände noch nicht bis zu den Fersen gebracht werden können, stellen Sie einen Hocker oder Stuhl hinter den Körper. Umfassen Sie beim Zurückbeugen mit beiden Händen seitlich die Sitzfläche.

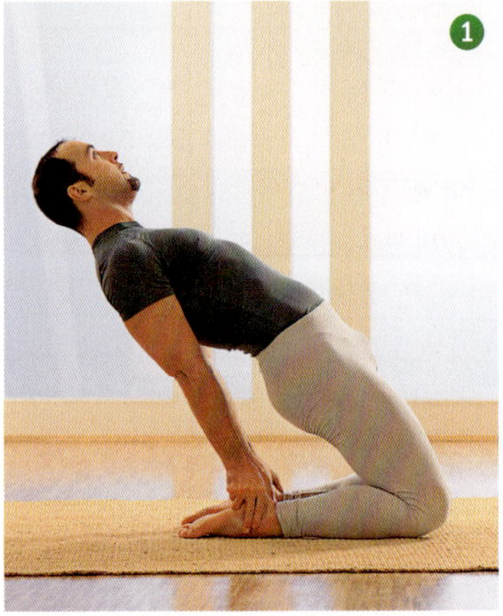

1 In den Kniestand gehen, kleiner Abstand zwischen den Knien. Die Muskeln in den Oberschenkeln und im Beckenbereich anspannen und nach hinten beugen, bis die Hände die Fersen umfassen oder berühren. Darauf achten, dass der Rücken gerade bleibt und der Kopf in einer Linie mit der Wirbelsäule ist.

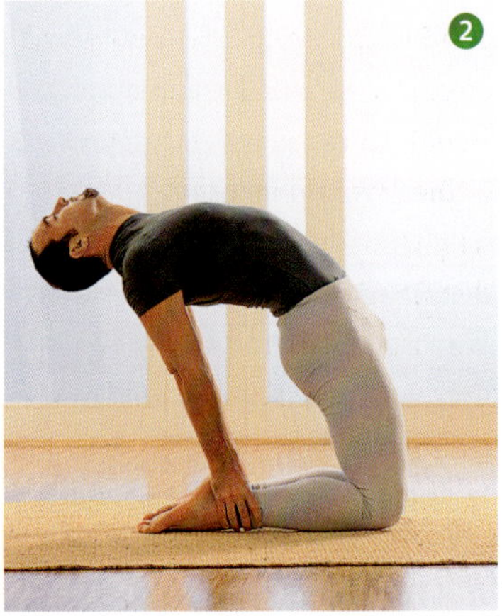

2 Tief atmen und einige Atemzüge lang in dieser Position bleiben. Mit jedem Ausatmen versuchen, noch etwas tiefer in die Stellung zu gehen. Beim Ausatmen langsam wieder zurück in den Kniestand kommen.

Matsyasana
Fisch

DER FISCH ist die ideale Ausgleichshaltung nach Stellungen, in denen die Wirbelsäule oder Halswirbelsäule weit nach hinten gedehnt wurde, z.B. Schulterstand und Pflug. Der Fisch sollte immer nach dem Schulterstand oder Pflug geübt werden.

Diese Übung hat Auswirkung auf:

Wirbelsäule und Halswirbelsäule	*werden gedehnt*
Brustkorb	*wird geweitet*
Herz	*wird gestärkt und besser durchblutet*
Atmung	*wird freier*
Schultern und Nacken	*werden entspannt*

❶ Mit ausgestreckten Beinen auf den Rücken legen. Die Arme ausgestreckt unter den Körper legen. Die Handflächen zeigen nach unten.
❷ Die Muskeln im Lendenwirbelbereich anspannen. Beim Einatmen den Oberkörper hochschieben und die Schulterblätter zusammendrücken. Das Körpergewicht ruht jetzt auf Unterarmen und Ellbogen. Bewusst spüren, wie der Kopf von der Wirbelsäule nach hinten gezogen wird und auf dem oberen Hinterkopf oder dem Scheitelpunkt zum Liegen kommt. Einige Atemzüge in der Stellung verweilen, dann den Körper langsam wieder ausgleiten lassen.

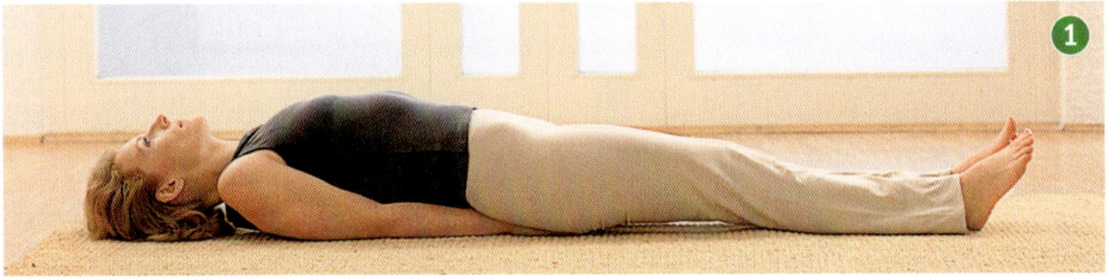
❶

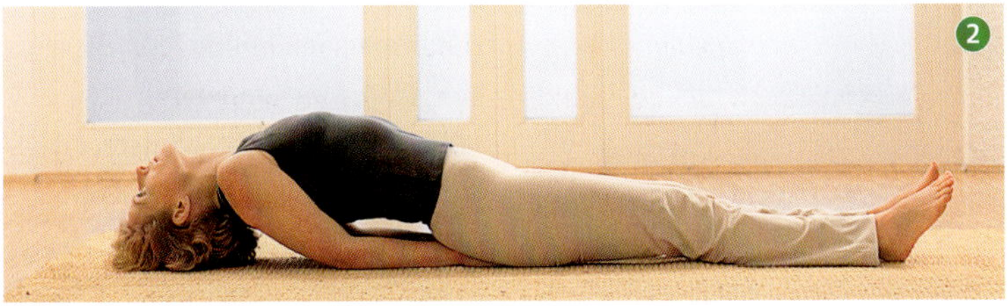
❷

Wann sollten Sie vorsichtig sein?

- Bei akuten Beschwerden im unteren Rücken und in der Halswirbelsäule
- Nach Herz- und Brustoperationen
- Bei Schilddrüsenüberfunktion

Tipps zum Üben:

Achten Sie darauf, die Halswirbelsäule nicht zu stark zu überdehnen. Öffnen Sie den Mund leicht, um den Kehlkopfbereich zu entspannen. Bei jedem Einatmen können Sie den Brustkorb noch etwas weiter ausdehnen und beim Ausatmen entspannen.

Ardha Chandrasana

Halbmond

Diese Übung hat Auswirkung auf:

Rückenmuskulatur	*wird gekräftigt*
Rumpf- und Oberschenkelmuskulatur	*werden gedehnt*
Brustkorb	*wird geweitet*
Gleichgewichtssinn	*wird gefördert*

Wann sollten Sie vorsichtig sein?

- Bei Beschwerden in den Knien
- Bei Gleichgewichtsstörungen
- Bei Leistenbruch

1
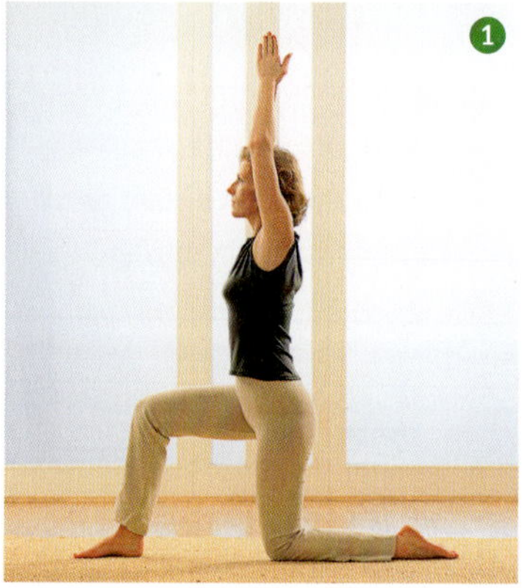

Tipp: Eine größere Dehnung der Beine können Sie erreichen, indem Sie den vorderen Fuß flach auf den Boden stellen, das Knie über diesen hinaus nach vorne beugen und die Hüften tiefer nach unten sinken lassen.

2
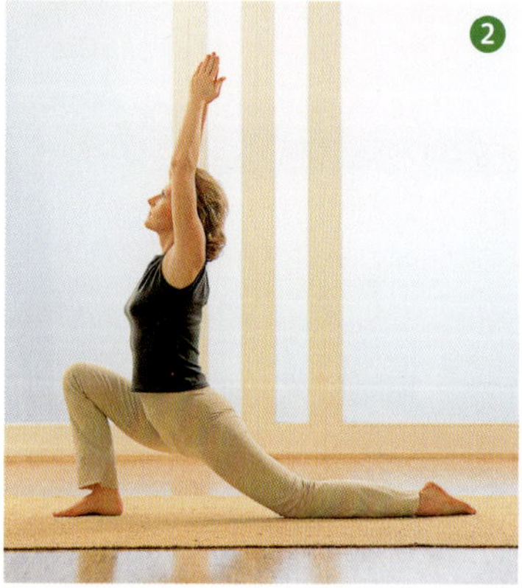

DER HALBMOND gehört zu den Rückbeugen und seitlichen Dehnungen. Der Oberkörper wird dabei lang gestreckt, und durch die Dehnung im Rücken bzw. zur Seite erscheint der Körper in Form einer Mondsichel. Der Mond verkörpert die weibliche Seite im Menschen. Die Stellung des Halbmondes öffnet den Brustkorb und weckt damit die Herzenergie.

Variante 1

❶ Auf den Boden knien. Das rechte Bein im rechten Winkel fest auf den Boden stellen. Die Arme senkrecht nach oben strecken, sodass sich die Handflächen berühren.

❷ Das Gewicht nach vorn auf das rechte Bein verlagern. Dabei streckt sich das linke Bein durch. Den Oberkörper etwas nach hinten beugen, bis eine Dehnung im unteren Rücken zu spüren ist. Tief atmen und einige Atemzüge lang in der Stellung verweilen. In die Ausgangshaltung zurückkommen. Die Beinstellung wechseln und die Stellung zur anderen Seite üben.

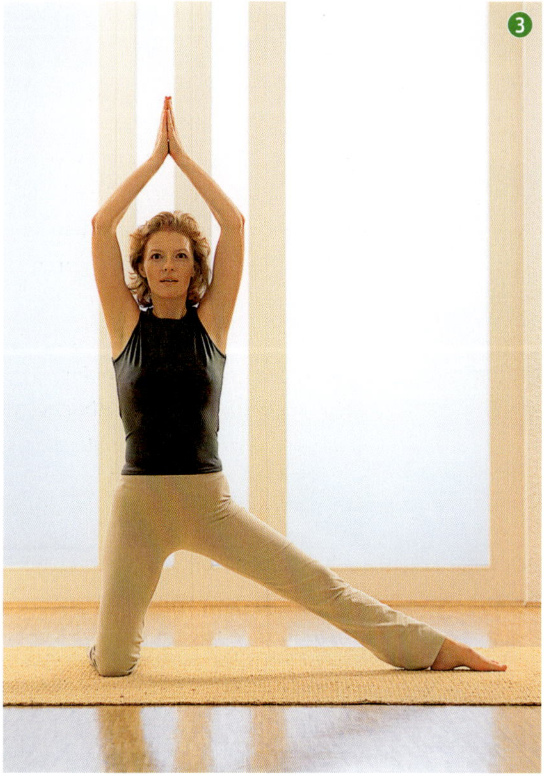

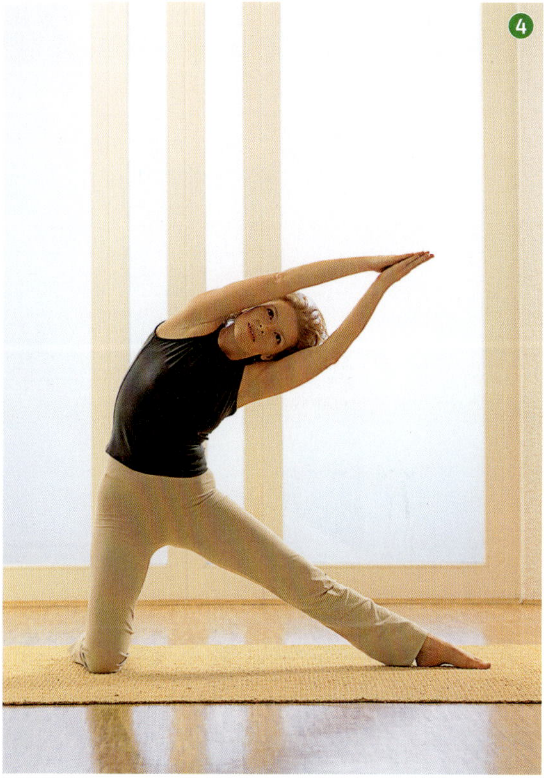

Variante 2

❸ Auf den Boden knien. Das linke Bein seitlich ausstrecken. Die Fußsohle steht auf dem Boden. Die Arme über den Kopf heben und die Handflächen aneinander legen.

❹ Den Oberkörper strecken und zur linken Seite beugen. Tief atmen und einige Atemzüge lang verweilen. Langsam in die Ausgangsstellung zurückkommen. Die Beinposition wechseln und zur anderen Seite üben.

Extra:
Der Halbmond ist eine wichtige Übung für Frauen – sie regt den Menstruationsfluss an.

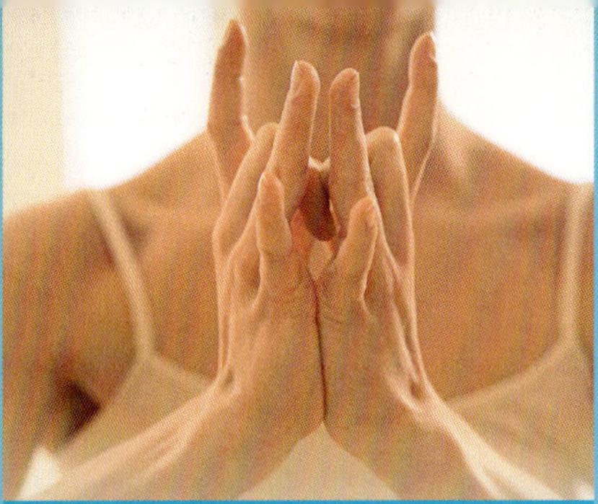

ATEM-MUDRA, schenkt Weite und Freiheit und beruhigt die Atmung bei Asthma.

Halschakra

Vishudda-Chakra

DIESES CHAKRA hat seinen Sitz an der Halswirbelsäule auf der Höhe des Kehlkopfes. Sein Element ist der Äther. Es ist das Zentrum des Klangs, der Töne und Worte. Sein zentrales Thema ist die Kommunikation über die Sprache. Das Halschakra verbindet Kopf und Körper und gilt als Vermittler zwischen Denken und Fühlen. Es steht für die innere und äußere Wahrnehmung. Äther ist das Symbol für Reinheit, Weite und Raum.

Ausgleich zwischen Intellekt und Gefühl

Wirkung auf Organe und Drüsen

Das Vishudda-Chakra wirkt auf den Hals, den Kehlkopf, den Kiefer, die Luft- und Speiseröhre, den Klang der Stimme, die Halswirbelsäule und den Nacken- und Schulterbereich. Durch die »tuba auditiva« ist die Kehle mit den Ohren verbunden, daher wirkt dieses Chakra auch auf das Gehör. Ein befreites Halschakra bewirkt eine freie Atmung, eine volle Stimme, ein gutes Gehör und eine entspannte Muskulatur im Kiefer-, Nacken- und Schulterbereich. Es hat Einfluss auf die Funktion von Schilddrüse und Nebenschilddrüse. Dadurch unterstützt es den Stoffwechsel und den Energiehaushalt und beeinflusst das Nervensystem. Die Schilddrüsenhormone regulieren den Kalziumhaushalt.

Wirkung auf seelischer Ebene

Durch seine Lage als Übergang vom Körper in den Kopf sorgt das Halschakra für einen Ausgleich zwischen Intellekt und Gefühl. Es wirkt auf die Kommunikations- und Aufnahmefähigkeit über Sprache und Gehör. Die Bedeutung »rein« steht für die achtsame Verarbeitung unserer Sinneseindrücke und den Umgang mit Worten. Das Wort verfügt über eine große Macht, die von Menschen in kommunikativen Berufen bewusst eingesetzt wird. Das Halschakra beeinflusst den Klang unserer Stimme, die ein Barometer unserer Stimmungen und Gefühle ist. Das Element Äther ist das Symbol für Weite, Raum und Reinheit. Das Symboltier, der weiße Elefant, steht für Anmut und Weisheit.

> Wer die Musik der Seele hört, beherrscht die Melodie des Lebens.
>
> *Swami Sivananda*

Vishudda-Chakra

Die Bedeutung des Chakras im Überblick

Bedeutung:	*Vishuddi = rein*
Farbe:	*Hellblau*
Anzahl der Blätter:	*16*
Symbol:	*Kreis*
Drüsen:	*Schilddrüse, Nebenschilddrüse*
Mantra:	*HAM*
Symboltier:	*weißer Elefant*
Sinneswahrnehmung:	*Hören*
Planet:	*Saturn*

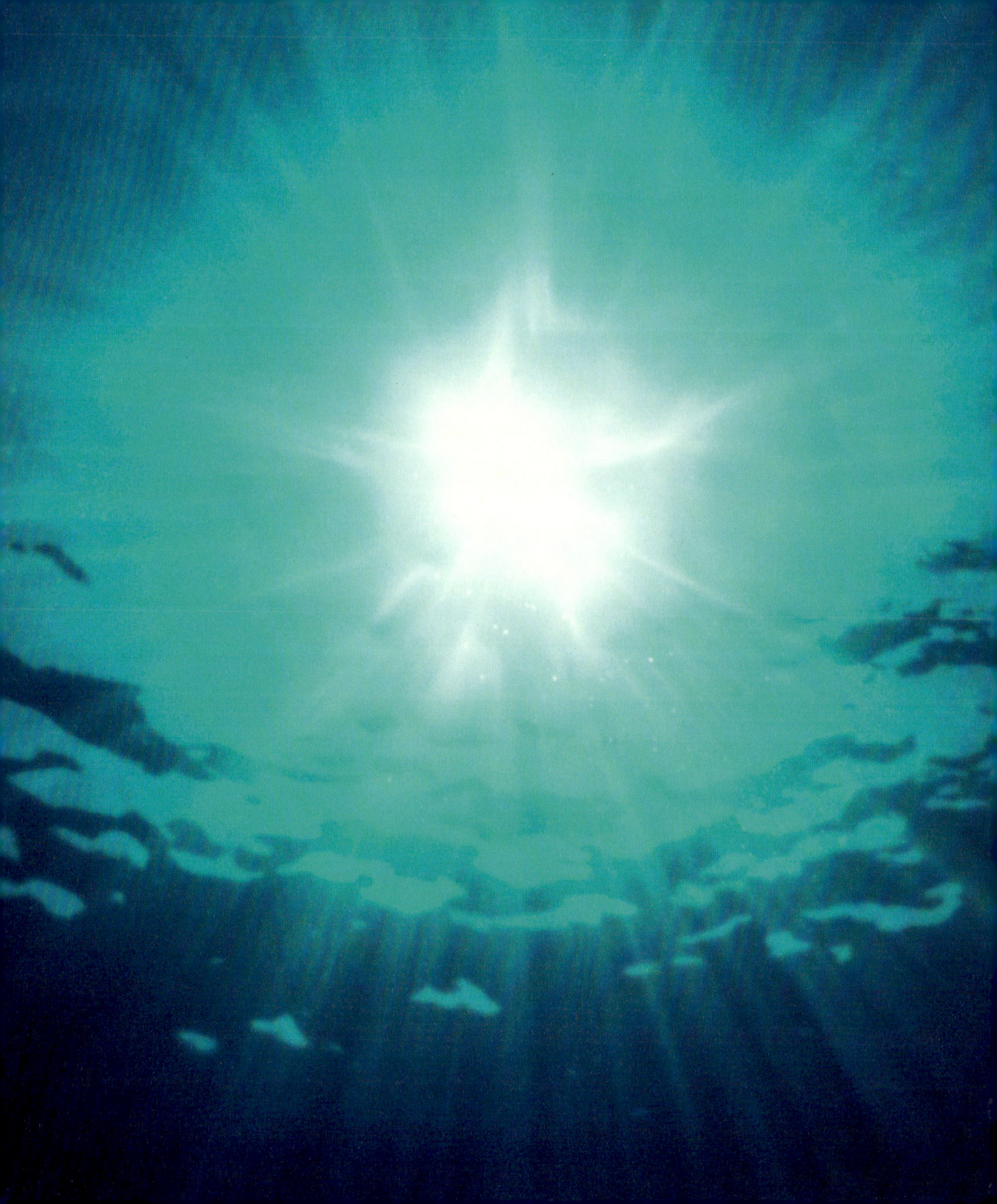

Urklang der Stille

ICH SPÜRE MEIN HALSCHAKRA und visualisiere es in hellblauem Licht, wie der leuchtend blaue Himmel, der sich in glasklarem Wasser spiegelt. Mit der blauen Farbe entsteht ein Gefühl von Klarheit und Freiheit in meiner Hals- und Nackengegend. Beim Einatmen nehme ich Prana auf und lasse es beim Ausatmen als heilenden hellblauen Strahl in den Halsbereich und dann in den Körper strömen.

Salabhasana
Heuschrecke

Diese Übung hat Auswirkung auf:

Muskulatur des unteren Rückens	*wird gekräftigt*
Bauch	*wird gestrafft*
Beine	*werden gestrafft*
Leisten	*werden gedehnt*
Hals- und Kehlkopfbereich	*werden gedehnt und angeregt*

Wann sollten Sie vorsichtig sein?

- Bei akuten Beschwerden im unteren Rücken
- Bei Entzündungen im Bauchraum oder nach Operationen im Brust- und Bauchbereich
- Während der Schwangerschaft
- Bei Schilddrüsenüberfunktion

DIE HEUSCHRECKE gehört wie die Kobra zu den Rückbeugen in der Bauchlage. Sie ist sehr wirkungsvoll, um den unteren Rücken gesund zu erhalten. Diese Übung wirkt besonders auf den Bauch- und unteren Beckenbereich und auf das Halschakra. Am Anfang können Sie die Beine vielleicht nur wenige Zentimeter heben, was bereits eine ausreichende Dehnung bewirkt. Später werden Sie die Rückenmuskeln so kontrahieren, dass Ihre Beine immer höher kommen.

1 Auf den Bauch legen. Einatmen und zur Seite drehen. Die Hände zu Fäusten ballen.

2 Die Daumen zur Mitte bringen und die Fingerknöchel an die Oberschenkel drücken. Beim Ausatmen wieder nach vorn drehen, sodass der Körper auf den Fäusten liegt. Das Kinn auf den Boden legen.

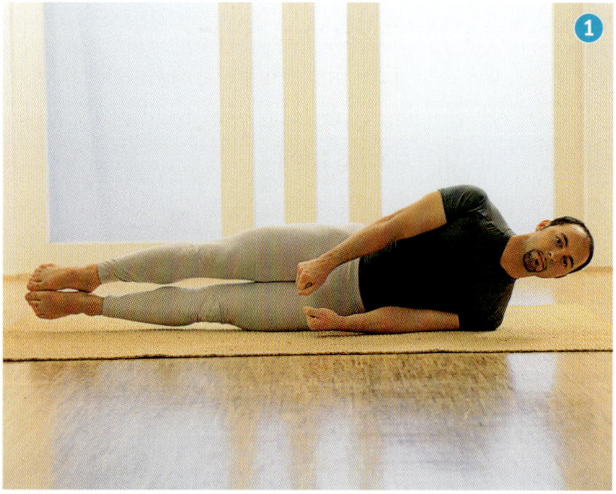

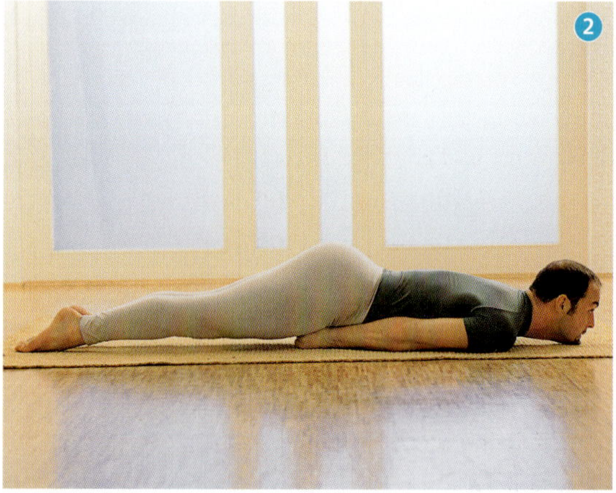

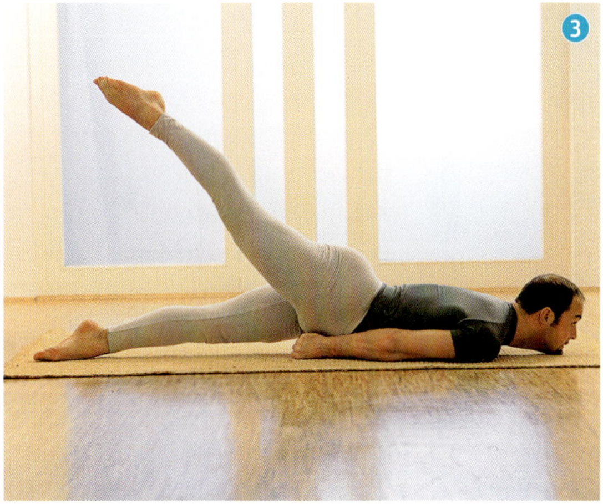

3

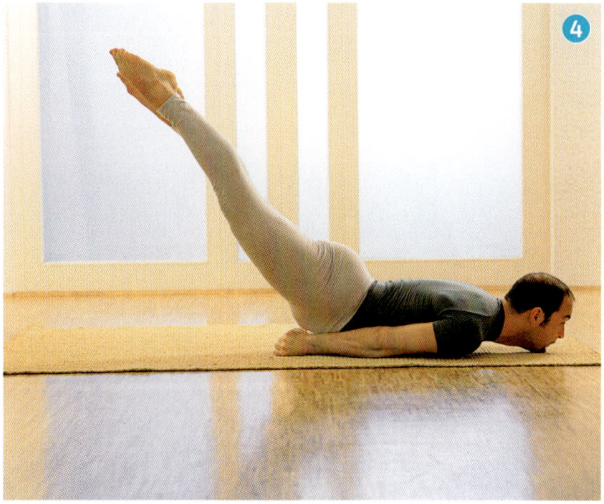

4

Halbe Heuschrecke – Ardha Salabhasana

3 Die Muskulatur im Lendenbereich anspannen und die Hände als Hebel benutzen. Beim Einatmen das rechte Bein hochheben – das Kinn bleibt auf dem Boden. Zweimal tief ein- und ausatmen, dann das Bein wieder senken. Die Übung mit dem linken Bein wiederholen.

Heuschrecke – Salabhasana

4 Die Arme und Fäuste fest auf den Boden drücken. Die Muskulatur im Lendenbereich anspannen und beide Beine in einer flüssigen Bewegung nach oben schwingen. Die Stellung halten und dabei normal weiteratmen. Dann langsam die Beine wieder zum Boden zurückbringen.

Übung mit Hilfestellung

5 Nachdem die Beine schwungvoll nach oben gebracht wurden, hält der Partner oder die Partnerin das Gewicht der Beine an den Fußrücken. Dabei drückt sie die Beine sanft nach oben oder hinten, aber nur so weit, wie es die Beweglichkeit erlaubt.

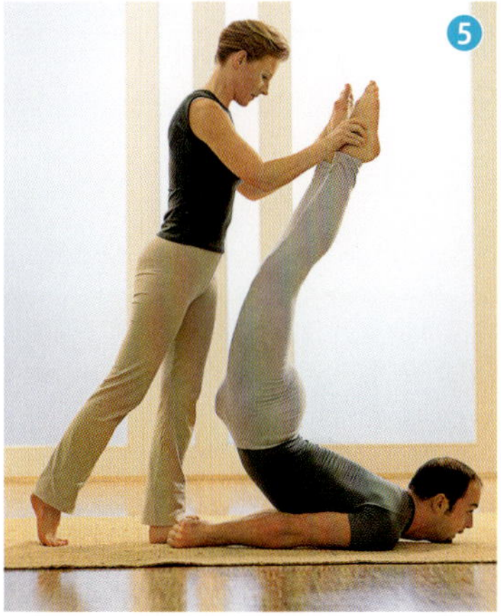

5

Tipps zum Üben:
Entspannen Sie anschließend in der Stellung Eingerolltes Blatt (Seite 130).

Sarvangasana
Schulterstand

Diese Übung hat Auswirkung auf:

Herz und Blutkreislauf	*werden entlastet*
Kopf	*wird besser durchblutet*
Gehirnleistung	*wird verbessert*
Augen	*werden besser durchblutet*
Halswirbelsäule und Nacken	*werden gedehnt*
Schilddrüse	*wird angeregt*
Kopfschmerzen und Migräne	*werden gebessert*

DER SCHULTERSTAND gehört zu den Umkehrstellungen und ist eine Übung, die sich sehr positiv auf den ganzen Körper auswirkt. Es wird ihm eine stark verjüngende und belebende Wirkung zugeschrieben. Die alten Yogis hielten drei Körperübungen für die wichtigsten, um den Körper gesund zu erhalten: Kopfstand, Schulterstand und Vorbeuge. Das Sanskrit-Wort »Sarva« bedeutet »alle Teile«, Sarvangasana also die »Stellung aller Teile«.

Position 1

1 In Rückenlage die Arme dicht neben dem Körper halten. Die Beine senkrecht nach oben strecken.

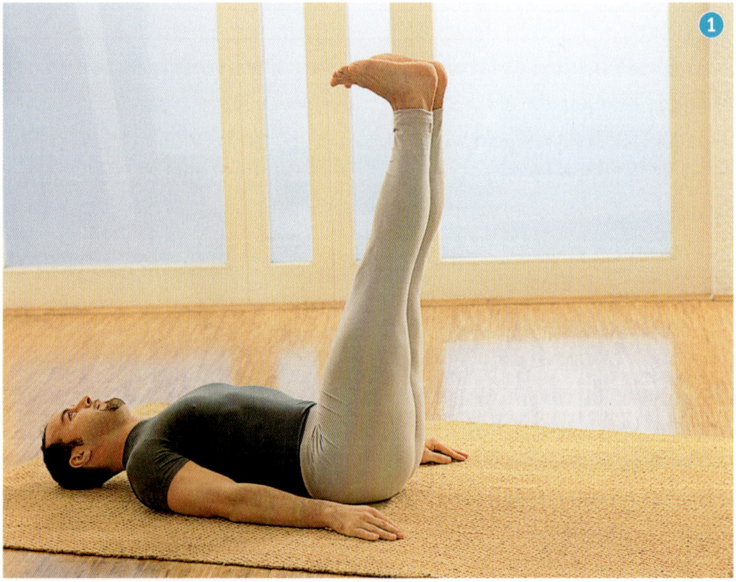

Wann sollten Sie vorsichtig sein?

- Bei akuten Beschwerden im unteren Rücken und in der Halswirbelsäule
- Bei Schilddrüsenüberfunktion
- Bei erhöhtem Blutdruck
- Bei erhöhtem Augeninnendruck (grüner Star)
- Bei Netzhautablösung
- Während der Monatsblutung
- In der Schwangerschaft

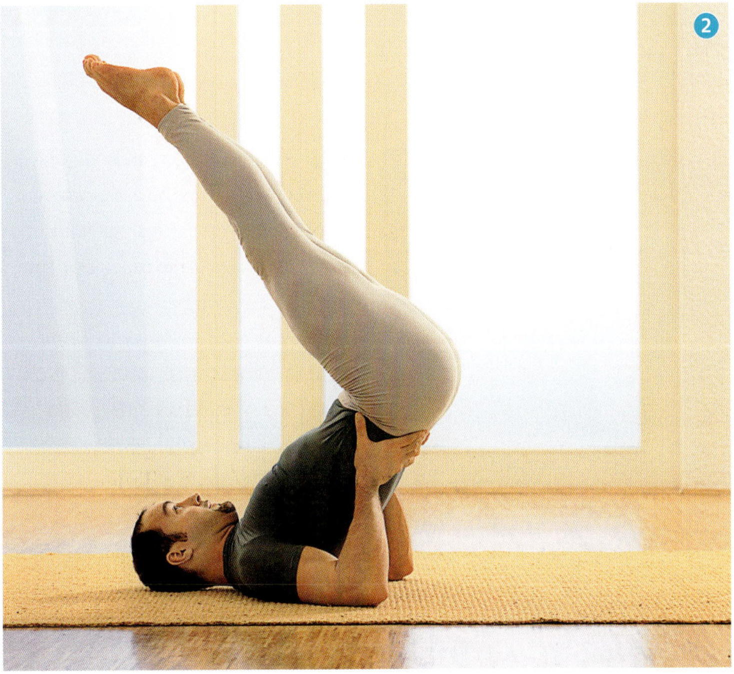

Tipps zum Üben:
Um die Halswirbelsäule nicht zu stark zu überdehnen, können Sie ein Kissen oder eine zusammengelegte Decke unter die Schultern legen.

Info: **Diese Übung fördert guten Schlaf und mindert Depressionen.**

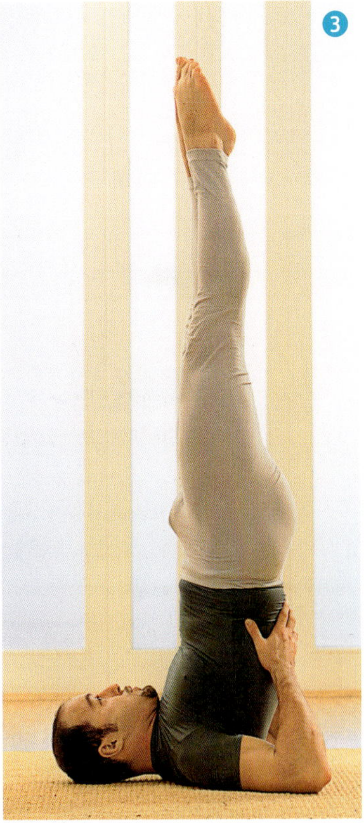

Position 2, Halber Schulterstand

❷ Beim Ausatmen die Beine nacheinander zur Brust ziehen. Beide Beine nach hinten und oben ausstrecken und das Becken mit den Händen hochdrücken. Die Beine schräg nach hinten oben ausgestreckt lassen.

Position 3, Schulterstand

❸ Die Ellbogen etwas unter den Körper ziehen und mit den Händen den Rücken hochrutschen, bis die Beine ganz senkrecht sind. Je nach körperlicher Verfassung in Position 1, 2 oder 3 verweilen. Tief atmen und die Stellung halten, solange es angenehm ist. Zum Auflösen der Stellung Beine anwinkeln und langsam Wirbel für Wirbel abrollen. Anschließend den Fisch (siehe Seite 103) üben, um die Dehnung der Wirbelsäule auszugleichen, oder direkt in den Pflug (siehe Seite 114f.) übergehen und dann den Fisch üben.

Halasana Pflug

Diese Übung hat Auswirkung auf:

Wirbelsäule	*wird gedehnt und flexibel erhalten*
Halswirbelsäule	*wird gestreckt*
Spannungen im Nackenbereich	*werden gelöst*
Arm-, Schulter- und Rückenmuskulatur	*werden gestärkt*
innere Organe	*werden massiert*
Schlaf	*wird gefördert*

DER PFLUG eignet sich als direkt an den Schulterstand anschließende Übung. Anfänger sollten dazwischen jedoch kurz entspannen. Beim Pflug werden die Beine über den Kopf auf den Boden gebracht, sodass der Körper die Form eines einfachen Pfluges einnimmt. Rücken und Beine sollten ganz gerade gehalten werden.

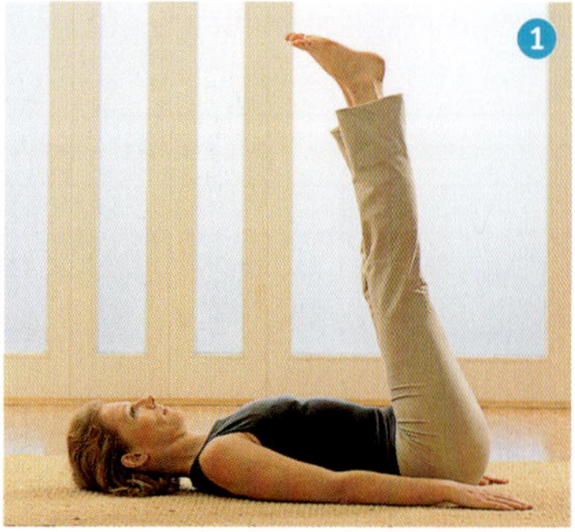

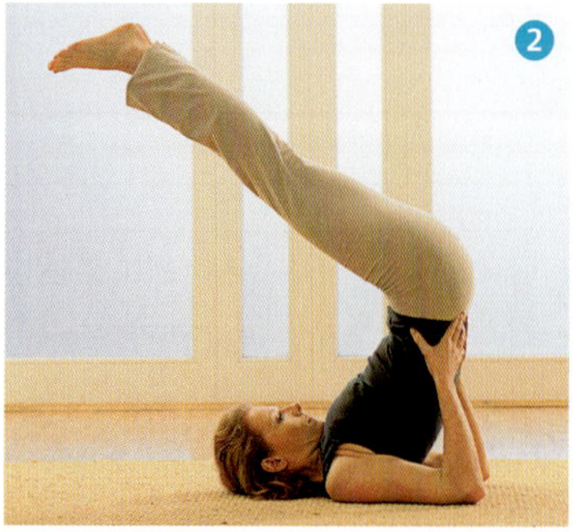

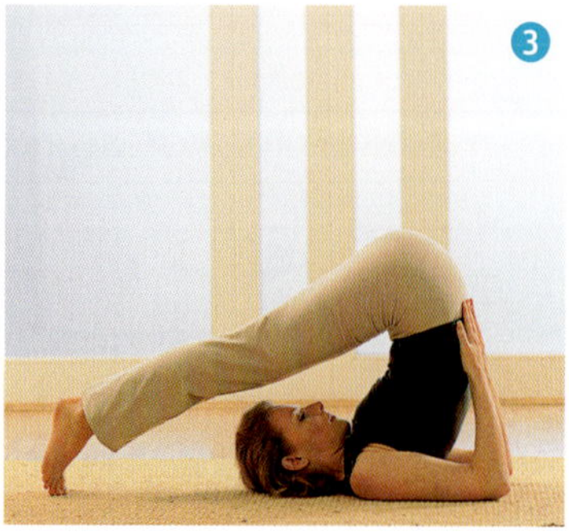

Wann sollten Sie vorsichtig sein?

- Bei akuten Beschwerden der Lenden- und Halswirbelsäule
- Bei Schilddrüsenüberfunktion
- Bei erhöhtem Blutdruck
- Bei grünem Star und bei Netzhautablösung
- Während der Monatsblutung

❶ Mit geschlossenen Beinen auf den Rücken legen, die Arme neben dem Körper. Beim Einatmen die Muskeln im Beckenbereich anspannen und die Beine heben.

❷ In den Schulterstand oder halben Schulterstand kommen.

❸ Die Beine weit hinter den Kopf strecken, bis die Füße den Boden erreichen. Mit den Händen den Rücken unterstützen und die Wirbelsäule etwas mehr aufrichten. Wenn die Beine nicht zum Boden gebracht werden können, in dieser Stellung bleiben, um die Rückenmuskulatur nicht zu überdehnen. Die Stellung 30 Sekunden halten, allmählich auf zwei Minuten steigern.

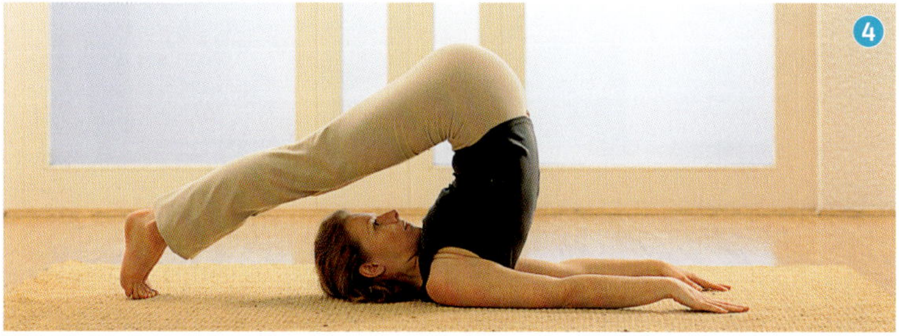

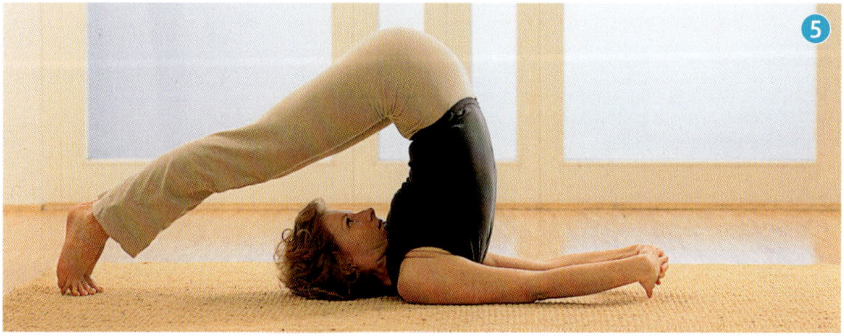

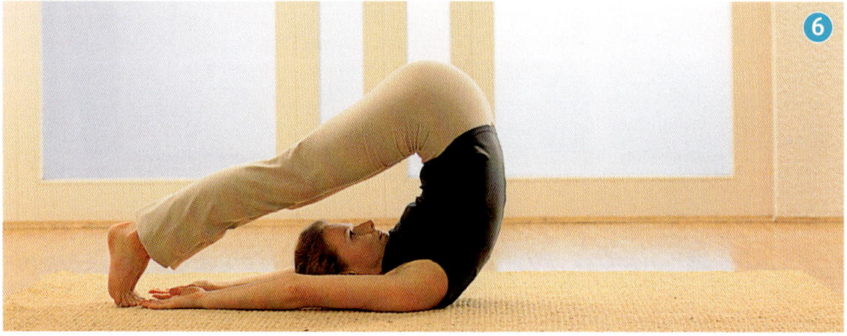

Tipps zum Üben:
Wenn Sie die Beine nicht bis zum Boden bringen, können Sie sie auf einem Bänkchen hinter dem Kopf ablegen.
Üben Sie anschließend als Gegenstellung die Brücke (S. 116) oder den Fisch (S. 103).

Variation 1

❹ Die Arme flach hinter den Rücken strecken, die Handflächen bleiben auf dem Boden.

Variation 2

❺ Die Füße auf den Boden, die Hände hinter dem Rücken falten und die Arme weit ausstrecken.

Variation 3

❻ Die Arme über den Kopf in Richtung Füße strecken. Zum Auflösen der Stellung die Arme wieder flach hinter den Rücken bringen. Die Beine gestreckt heben, beim Ausatmen Wirbel für Wirbel abrollen und in die Ausgangsposition zurückkehren.

Extra:

Wenn Sie schwanger sind, üben Sie den Pflug nur während der ersten Monate. Um sich die Stellung zu erleichtern, können Sie die Beine grätschen. Wenn Sie mit den Füßen nicht zum Boden kommen, stellen Sie einen Stuhl hinter sich und legen Sie die Füße dort ab.

Sethu Bandhasana

Brücke

Diese Übung hat Auswirkung auf:	
Bauch	*wird gestrafft*
untere Rückenmuskulatur	*wird gestärkt*
Wirbelsäule	*wird gedehnt*
Gelenke	*werden geschmeidig erhalten*
Oberschenkel	*werden gestrafft*
Gesäßmuskeln	*werden gestrafft*
Nacken	*wird entspannt*

DIE BRÜCKE ist eine Ergänzung und Gegenstellung zum Pflug. Sie verstärkt die Wirkung des Pflugs, indem sie die Wirbelsäule in Gegenrichtung dehnt und den Druck vom Nacken nimmt. Fortgeschrittene können direkt aus dem Pflug oder Schulterstand in die Brücke kommen. Anfänger beginnen in Rückenlage.

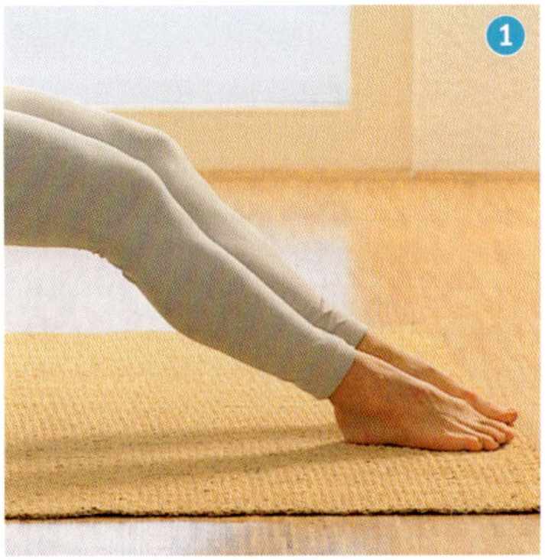

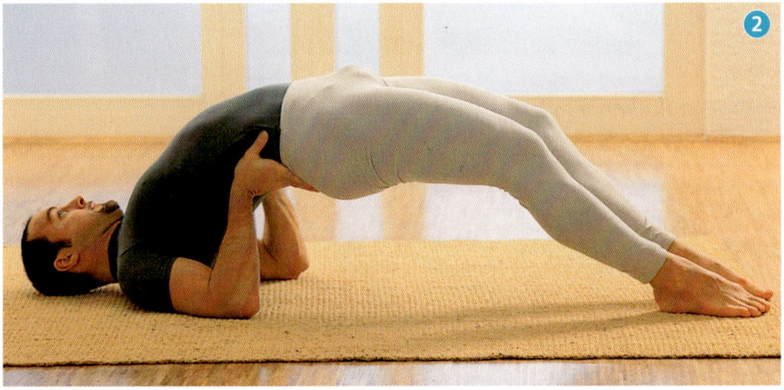

Wann sollten Sie vorsichtig sein?

- Bei akuten Beschwerden im unteren Rücken und in der Halswirbelsäule
- Bei Schilddrüsenüberfunktion
- Bei erhöhtem Blutdruck
- Bei erhöhtem Augeninnendruck (grüner Star)
- Bei Netzhautablösung

❶ Mit geschlossenen Beinen auf den Rücken legen. Die Knie anwinkeln, die Beine stehen etwa hüftbreit zueinander. Die Muskulatur im Beckenbereich anspannen und das Becken hochheben.

❷ Den Rücken mit den Händen wie beim Schulterstand unterstützen: die Finger zeigen nach unten, die Daumen nach außen. Das Becken so weit wie möglich nach oben drücken, dabei die Dehnung im Rücken und in den Beinen spüren. Schultern und Nacken entspannen. Tief atmen und die Stellung halten, solange es angenehm ist.

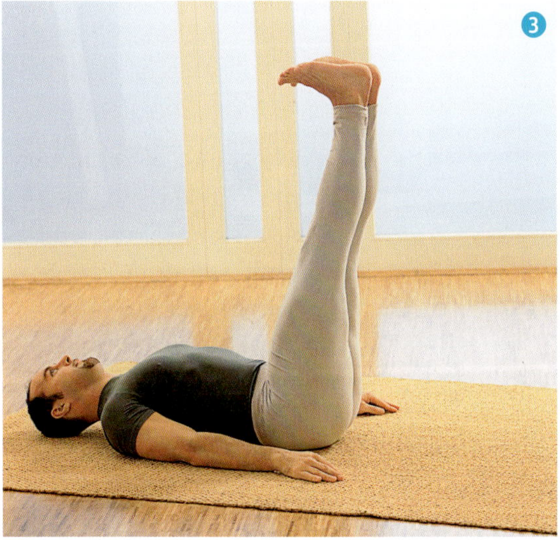

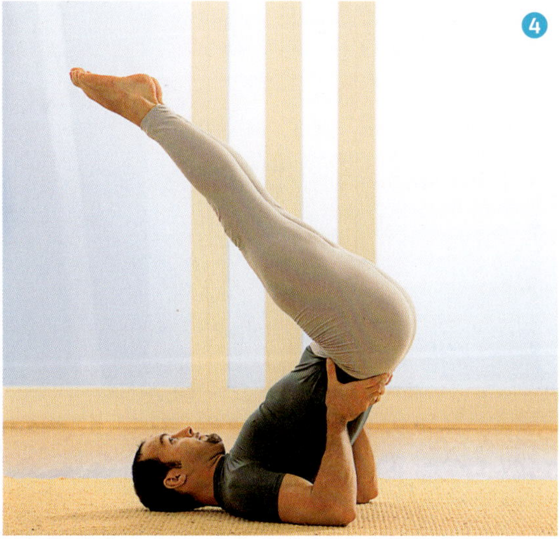

Variation:

❸ Auf den Rücken legen. Die Arme mit den Handflächen nach unten neben dem Körper ablegen.

❹ Zuerst in den halben und dann in den ganzen Schulterstand (Seite 112f.) kommen. Die Taille mit den Händen stützen. Ein Bein beugen und auf dem Boden absetzen.

❺ Das andere Bein beugen und ebenfalls auf dem Boden absetzen. Mit den Füßen so weit nach vorn gehen, bis die Knie gestreckt sind. Die Stellung drei oder vier Atemzüge halten und langsam abrollen.

Tipps zum Üben:

Diese Variation ist vor allem etwas für Fortgeschrittene. Wichtig ist die Handstellung: Daumen nach oben.

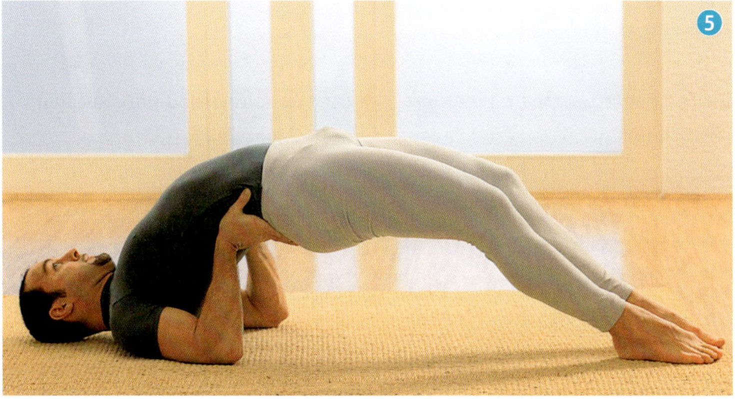

Marjarasana

Katze

Diese Übung hat Auswirkung auf:	
unterer Rücken	*wird gelockert*
Beine	*werden gekräftigt*
Wirbelsäule	*bleibt beweglich und elastisch*
Arm- und Schultermuskulatur	*werden gekräftigt*
Halswirbelsäule	*wird besser durchblutet*

VON HAUS- UND WILDKATZEN können wir geschmeidige Bewegungen lernen, die den Körper entspannen und gleichzeitig beweglicher machen. Durch die einfachen und kraftvollen Bewegungsabläufe bleiben die Wirbelsäule und der ganze Körper elastisch.

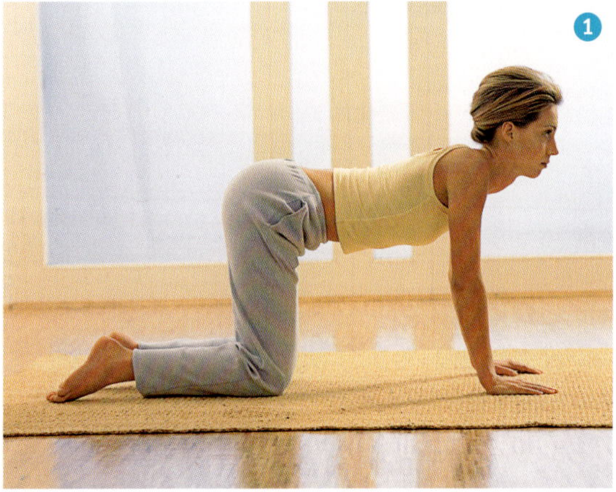

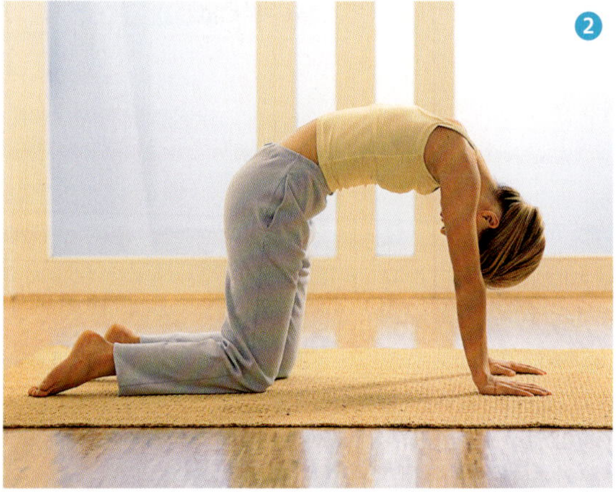

Wann sollten Sie vorsichtig sein?

- Bei Beschwerden in den Knien

❶ Auf den Boden knien, die Beine stehen etwa hüftbreit zueinander. Die Hände auf Schulterhöhe auf dem Boden aufstützen. Die Hände liegen fest auf, die Finger sind geschlossen. Beim Einatmen in ein leichtes Hohlkreuz gehen und den Kopf nach vorn heben. Den Nacken dabei lang und gerade lassen.

❷ Beim Ausatmen einen Katzenbuckel machen und den Kopf nach unten sinken lassen. Beide Stellungen im Wechsel mindestens dreimal wiederholen.
Beim Ausatmen das rechte Knie und den Kopf zusammenbringen. Mindestens dreimal wiederholen, dann mit dem linken Bein üben.

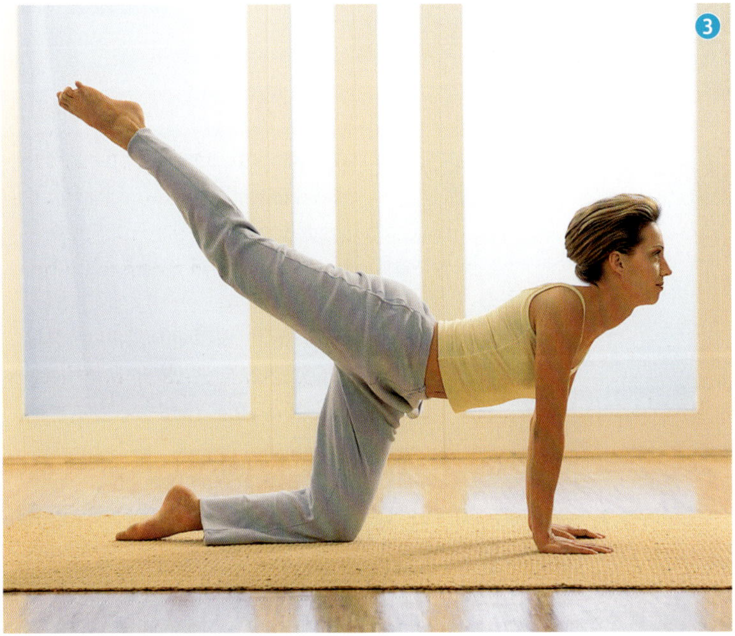

Tipps zum Üben:
Um die Haltung Ihres Rückens zu überprüfen, üben Sie anfangs seitlich vor einem Spiegel. Achten Sie darauf, dass der Rücken bei der geraden Stellung nicht zu sehr ins Hohlkreuz geht. Entspannen Sie nach der Übung im Eingerollten Blatt (S. 130).

Variation, Tiger-Vyaghrasana

❸ Im Vierfüßlerstand beim Einatmen das rechte Bein nach hinten oben strecken. Den Kopf heben, sodass der Nacken eine gerade Verlängerung der Wirbelsäule bildet.

❹ Beim Ausatmen das rechte Knie und den Kopf zusammenbringen. Dann mit dem linken Bein üben. Auf jeder Seite mindestens dreimal wiederholen.

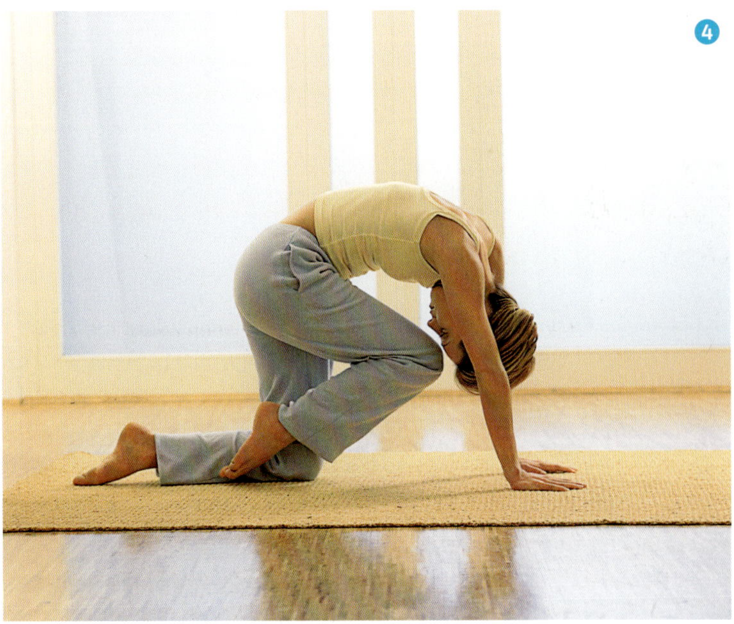

Virabhadrasana

Held

Diese Übung hat Auswirkung auf:

Beinmuskulatur	*wird gestärkt*
Hüft- und Rumpfmuskulatur	*werden gedehnt*
Atemvolumen	*wird erhöht*
Standfestigkeit	*wird erhöht*

Wann sollten Sie vorsichtig sein?

- Bei Beschwerden in den Knien
- Bei Beschwerden in den Hüftgelenken

DIE HELD- ODER KRIEGERHALTUNG ist eine kraftvolle Standhaltung zur Stärkung der Beine und Füße. Durch die Streckung der Arme erhöht sich das Atemvolumen, was sich wiederum positiv auf das ganze Atemsystem auswirkt. Das Halschakra weitet sich und lässt die Energie zwischen Kopf und Körper freier fließen.

❶ Aufrecht mit gegrätschten Beinen stehen. Den linken Fuß zur Seite drehen. Die Hände seitlich auf den Oberschenkeln ruhen lassen.
❷ Linkes Knie beugen, linke Hand auf das Knie gleiten lassen. Rechtes Bein bleibt ganz gestreckt. Rechte Ferse fest auf den Boden drücken. Rechtes Knie zeigt zur Seite, Unterschenkel parallel zum Körper.

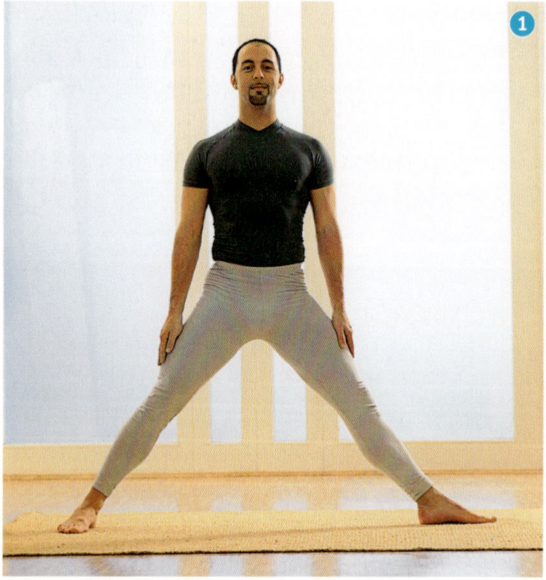

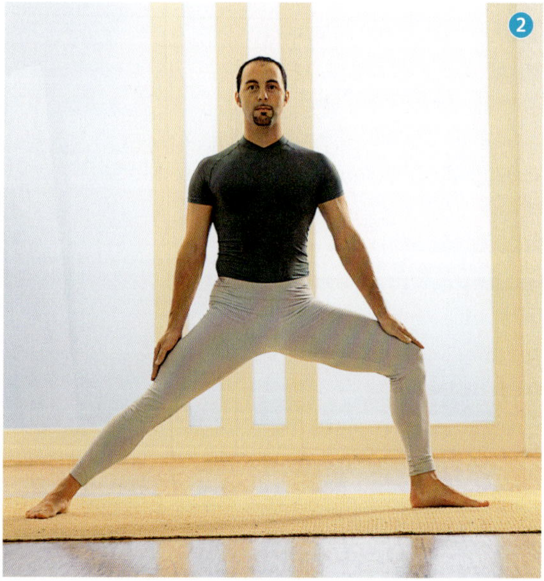

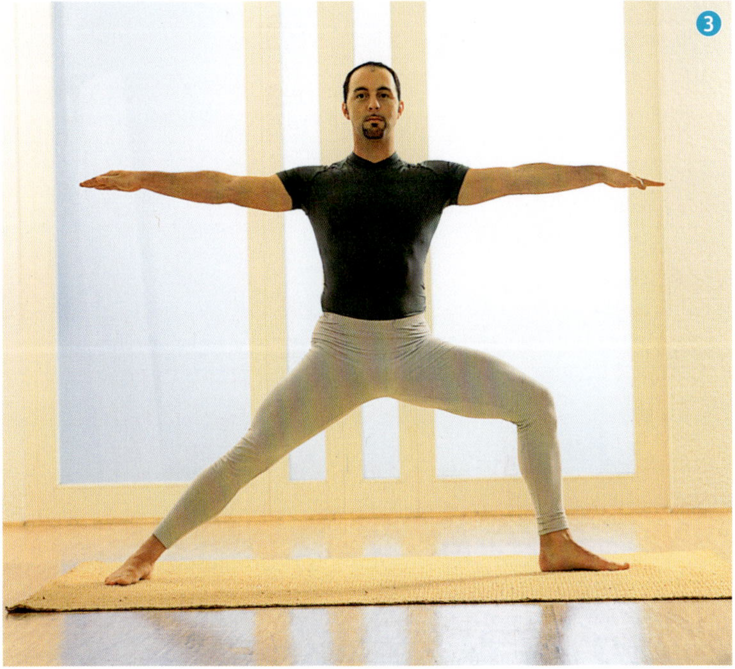

Tipps zum Üben:
Üben Sie auf einer rutschfesten Unterlage und möglichst barfuß, um einen guten Stand zu haben.

Extra:
Diese Stellung ist die Basis für alle Standhaltungen. Ihr Ziel ist es, die Beherrschung des gesamten Körpers und eine positive geistige Einstellung zu ermöglichen. Eine exakte Haltung der Wirbelsäule, der Arme und Beine ist äußerst wichtig.

❸ Die Arme in Schulterhöhe ausstrecken. Oberkörper gerade. Arme nach außen dehnen. Einige Atemzüge verweilen. Zum Auflösen der Stellung linkes Bein strecken und linken Fuß wieder nach vorn drehen. Zur anderen Seite wiederholen.

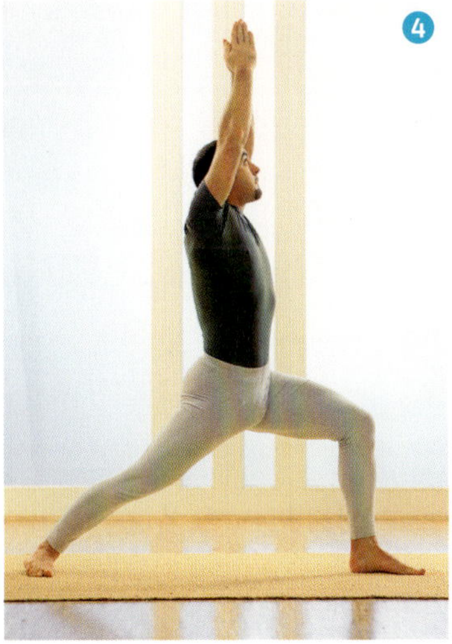

Variation

❹ Wie oben beginnen. Die Arme nach oben strecken. Handflächen zusammenbringen und den Oberkörper nach links drehen. Die Stellung einige Atemzüge halten und in die Ausgangsstellung zurückkommen. Zur anderen Seite wiederholen.

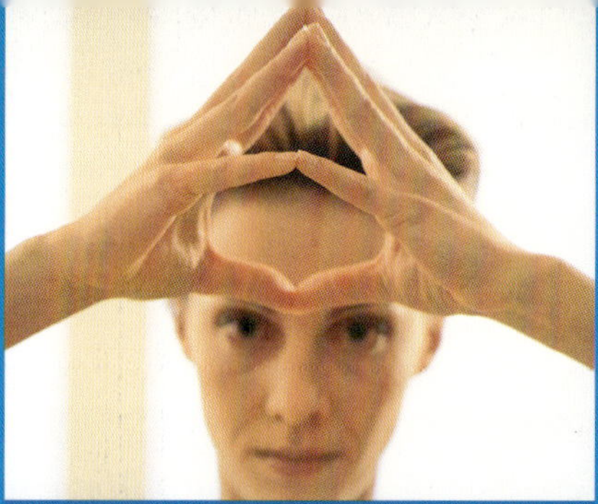

HAKINI-MUDRA, fördert die Konzentration und das Zusammenwirken der rechten und linken Gehirnhälfte.

Stirnchakra

Ajna-Chakra

ES HAT SEINEN SITZ zwischen den Augenbrauen, in der Mitte der Stirn. Ihm ist kein Element und kein Tier zugeordnet. Das Ajna-Chakra steht in Verbindung mit der geistigen Welt. Es öffnet unseren Zugang zur Selbsterkenntnis auf intuitivem Weg. Dieses geistige Zentrum ermöglicht Achtsamkeit, Bewusstheit und höhere geistige Erkenntnisse.

Mehr Intuition und Vorstellungskraft

Wirkung auf Organe und Drüsen

DAS STIRNCHAKRA ist für die Erhaltung der Gesundheit wesentlich. Über die Hypophyse beeinflusst es die Funktion des gesamten endokrinen Drüsensystems. Es wirkt auf unser Immunsystem, das vegetative Nervensystem und die Psyche.
Eine Aktivierung des Stirnchakras wirkt vorbeugend gegen Beschwerden wie Kopfschmerzen und Migräne sowie Erkrankungen von Sinnesorganen und Nebenhöhlen. Auf geistiger Ebene wirkt ein gesundes Stirnchakra gegen Erkrankungen des Nervensystems, Konzentrationsprobleme, Ängste, Depressionen, Gefühle von Ziellosigkeit und geistige Verwirrung.

Wirkung auf seelischer Ebene

DAS AJNA-CHAKRA steht in Kontakt mit dem dritten Auge, mit dem inneren Sehen, innerer Weisung und Einsicht. Ein intaktes Stirnchakra kann die Verbindung herstellen zur Welt der Fantasie, zu inneren Bildern und Visualisierungen. Hier kann eine konkrete Vision für die weitere Entwicklung des eigenen Lebens entstehen. Wenn sich die Lebensenergie im Stirnchakra sammelt, können Blockaden aufgelöst und höhere Erkenntnisse möglich werden.
Wenn die Gedanken zur Ruhe kommen, entwickeln sich die Intuition und das Gespür für inneres Wissen.

> Wir sind das, wozu uns unsere Gedanken gemacht haben; achte darum auf das, was du denkst.
>
> *Swami Vivekananda*

Wir können unserer wahren Natur begegnen. Ein Bewusstsein von innerem Frieden entsteht.

Ajna-Chakra

Die Bedeutung des Chakras im Überblick

Bedeutung:	*Ajna = wissen, wahrnehmen*
Farbe:	*Indigoblau*
Anzahl der Blätter:	*2*
Symbol:	*Kreis mit zwei Blütenblättern*
Drüsen:	*Hypophyse (Hirnanhangdrüse)*
Mantra:	*OM*
Symboltier:	*keines*
Sinneswahrnehmung:	*siebter Sinn, übersinnliche Wahrnehmung*
Planet:	*Uranus*

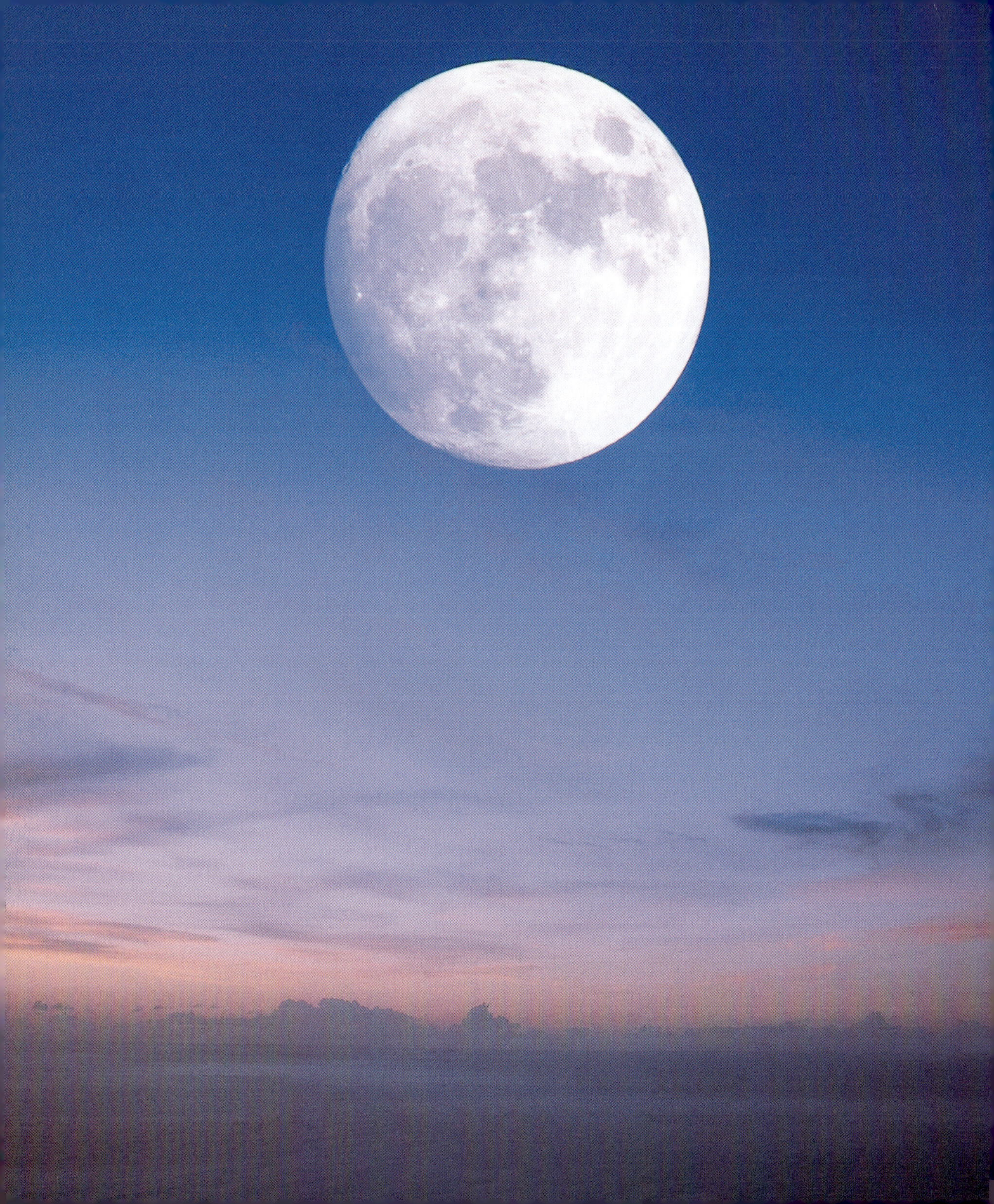

Gruß an den Morgenstern

MEINE AUFMERKSAMKEIT richtet sich auf meine Stirn. Dabei stelle ich mir den dunkelblauen Nachthimmel vor und spüre die Ruhe, Stille und Kraft der Nacht. Ich lasse ein Gefühl von Kühle und Wachheit auf meiner Stirn entstehen. Mit dem Einatmen nehme ich heilende Lebensenergie auf und lasse diese mit dem Ausatmen in meine Stirn und in meine Augen strömen.

Natarajasana

Tänzer

Diese Übung hat Auswirkung auf:

Rücken- und Schultermuskulatur	*werden gestärkt*
Bein-, Bauch- und Rumpfmuskulatur	*werden gedehnt*
Nieren	*werden angeregt*
Kreislauf	*wird angeregt*
Gleichgewichtssinn	*wird verbessert*
Konzentration	*wird erhöht*

Wann sollten Sie vorsichtig sein?

- Bei akuten Beschwerden im unteren Rücken
- Bei Beschwerden in den Knien und Hüftgelenken

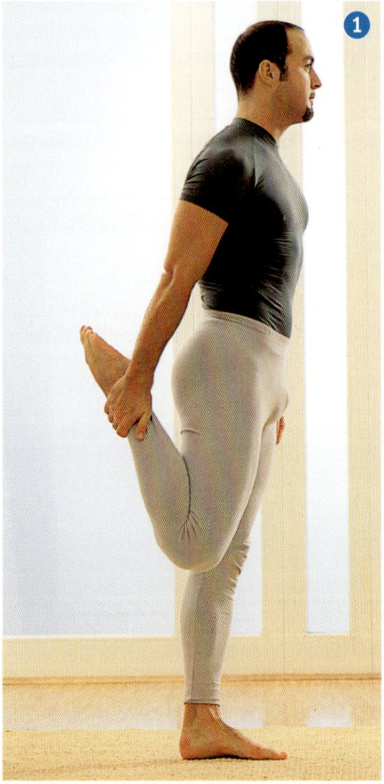

Info: Diese Übung vitalisiert den ganzen Körper.

DER KLASSISCHE TANZ hat in Indien eine lange Tradition. Es soll der Gott Shiva gewesen sein, der die Menschen den klassischen indischen Tanz mit seinen Tanzschritten, Handhaltungen und Gesten lehrte. Die alten Volksepen, wie z. B. das Mahabharata, werden auch heute noch in Tanzdarbietungen mit farbenprächtigen Kostümen vorgeführt. Alte Geschichten, Göttersagen und Legenden werden dabei in Form des Tanzes erzählt. Wichtige Elemente sind dabei Stellung der Hände und der Ausdruck über die Augen. Der Tänzer im Yoga ist den anmutigen Bewegungen des indischen Tanzes nachempfunden. Er gehört zu den Gleichgewichtshaltungen.

1 Stehen Sie mit geschlossenen Beinen aufrecht auf dem Boden. Verlagern Sie das Gewicht auf den linken Fuß. Winkeln Sie das rechte Bein an. Umfassen Sie den Fußknöchel, und ziehen Sie den rechten Fuß zum Gesäß.

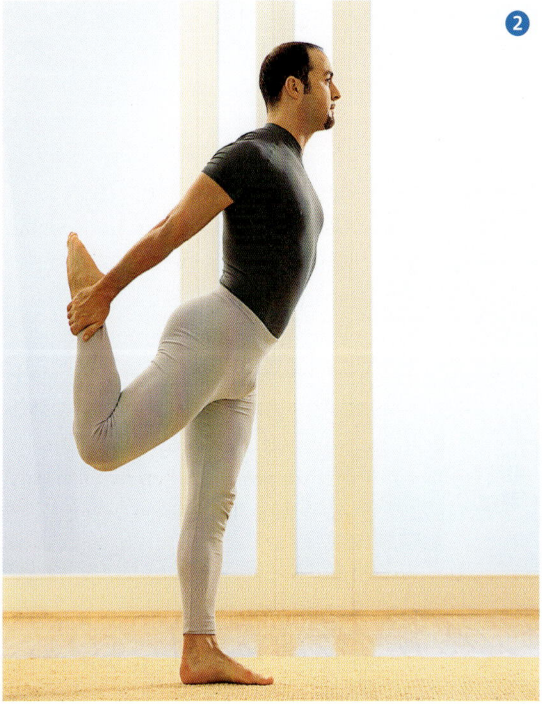

2

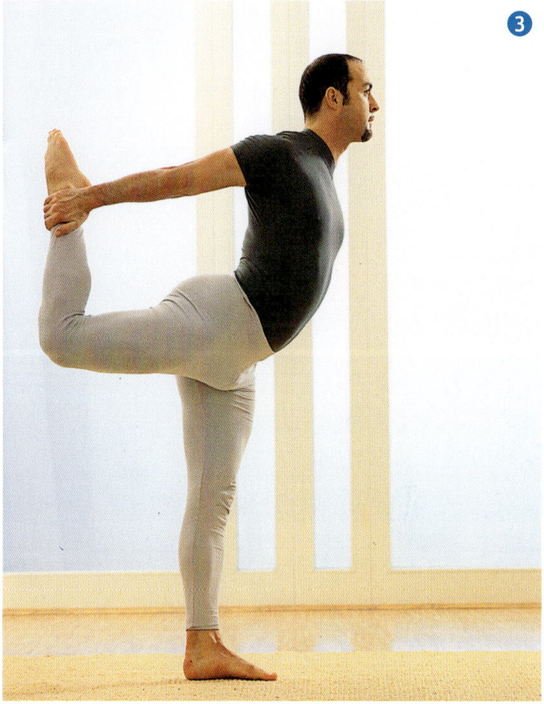

3

❷ Das angewinkelte Bein nach oben ziehen. Den Blick geradeaus auf einen bestimmten Punkt richten und das Gleichgewicht halten.
❸ Das Bein noch weiter nach oben ziehen, bis der Oberschenkel waagrecht zum Boden ist. Tief atmen und das Gleichgewicht halten.
Mit dem Ausatmen den Arm senken und das Bein zum Boden bringen. Dann die Übung zur anderen Seite wiederholen.

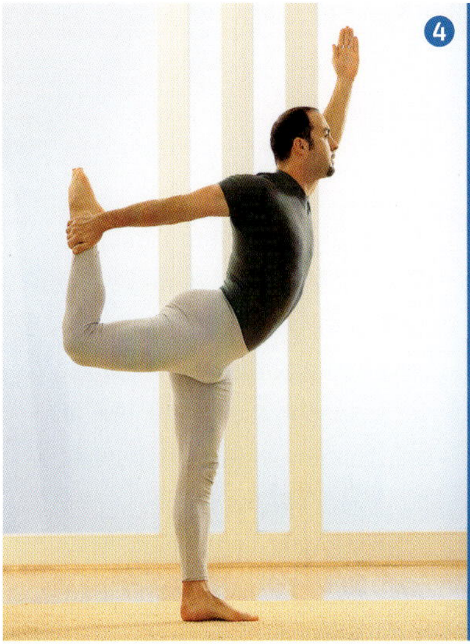

4

Variation

❹ Die Übung wie oben beschrieben beginnen. Zusätzlich den linken Arm senkrecht nach oben heben. Dann ausatmen, dabei den Arm senken und das Bein wieder zum Boden bringen. Anschließend die Übung zur anderen Seite wiederholen.

Chakrasana
Rad

Diese Übung hat Auswirkung auf:

Oberschenkel	*werden gekräftigt*
Rückenmuskulatur	*wird gekräftigt*
Vorderseite des Körpers	*wird gedehnt*
Brustraum	*wird geweitet*
Atmung	*wird stimuliert*
Kreislauf	*wird angeregt*
Hypophyse und Drüsentätigkeit	*werden angeregt*

DAS RAD ist die dynamischste der Rückbeugen und eine Übung, die vor allem für Fortgeschrittene geeignet ist. Wie der Sanskritname Chakrasana schon ausdrückt, wirkt sie besonders anregend auf die Chakras. Sie belebt auf wunderbare Weise alle Energiezentren. Über das Stirnchakra wird das gesamte Drüsensystem angeregt.

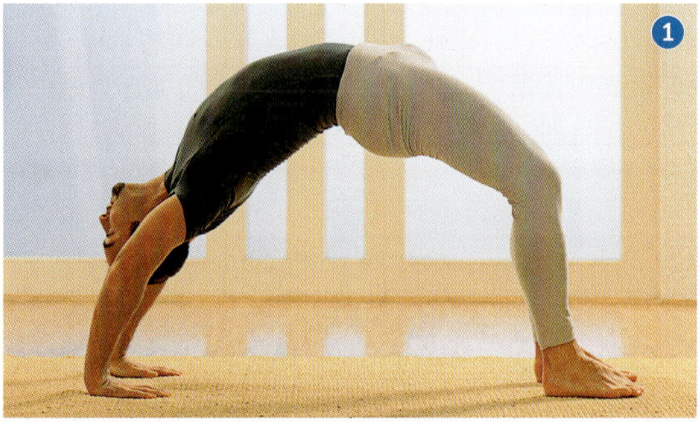

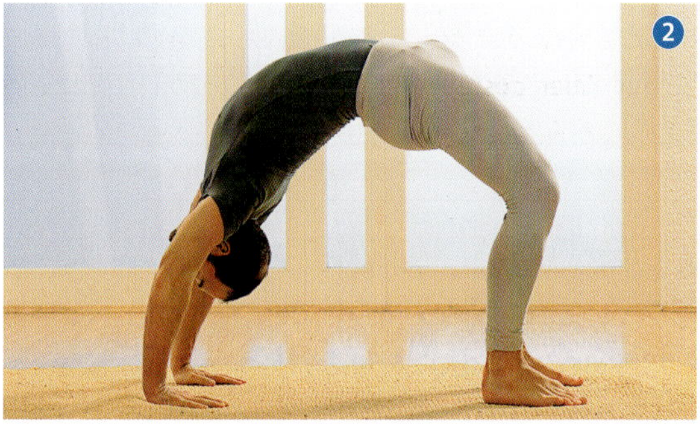

Wann sollten Sie vorsichtig sein?

- Bei akuten Beschwerden im unteren Rücken und in den Hüftgelenken
- Bei Leistenbruch
- Bei Entzündungen und nach Operationen im Bauchraum
- Nach Knochenbrüchen in Armen und Beinen

❶ Mit angewinkelten Beinen auf den Rücken legen. Arme über den Kopf beugen und Hände hinter den Schultern ablegen. Die Fingerspitzen zeigen in Richtung Füße. Mit dem Einatmen die Hüften hochheben. Der Kopf berührt mit dem Scheitelpunkt den Boden. Ausatmen. Beim nächsten Einatmen die Arme durchdrücken, Kopf und Hüften hochheben. Einige Atemzüge verweilen, dann langsam wieder in die Ausgangshaltung zurückkehren.

❷ Mit etwas Übung ist es möglich, Arme und Beine näher zusammenzubringen und den Körper noch weiter nach oben zu dehnen. Weit Fortgeschrittene können Hände und Füße ganz zusammenbringen und somit den Kreis, das Rad, schließen.

Simhasana
Löwe

DER LÖWE wird besonders gerne von Kindern ausgeführt. Aber auch für Erwachsene stellt er eine sehr anregende Haltung dar. Diese Stellung erinnert an einen Löwen in Angriffshaltung. Die Atmung wird vertieft und intensiviert. Blockaden im Kopfbereich, besonders im Augen- und Stirnbereich, werden gelöst.

Diese Übung hat Auswirkung auf:

Gesichts- und Halsmuskulatur	*werden gestärkt*
Augenmuskeln	*werden gestärkt*
Sehkraft	*wird erhöht*
Stimme	*wird gekräftigt*
Blutzirkulation zur Zunge und zum Hals	*wird gesteigert*

❶ Auf dem Boden knien und auf die Fersen setzen. Mit den Handflächen auf den Knien abstützen. Die Finger leicht vom Körper wegspreizen. Tief einatmen. Mit geradem Rücken etwas nach vorn lehnen. Ausatmen und die Augäpfel nach oben rollen. Gleichzeitig die Zunge weit herausstrecken und einen kräftigen, langen A-Laut ausstoßen. Wieder einatmen. Die Übung dreimal wiederholen.

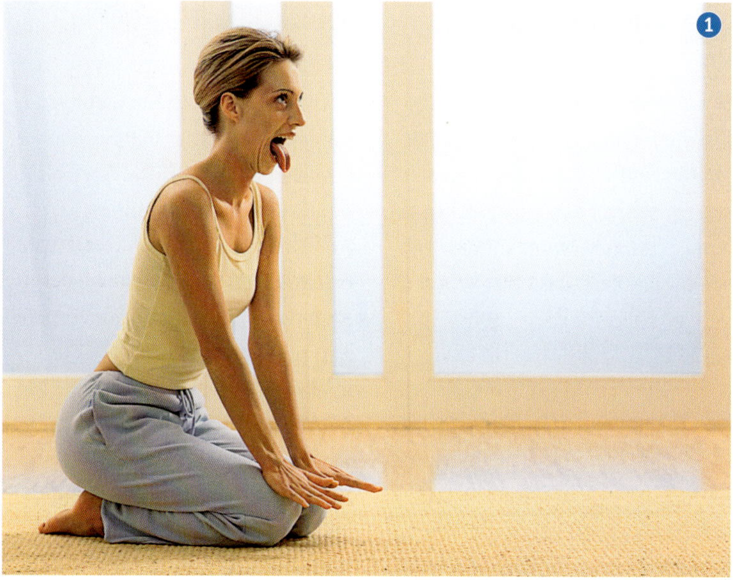

Tipps zum Üben:
Wenn Sie Probleme mit den Knien haben, können Sie auch auf einem Bänkchen oder einem Stuhl sitzen.

Yoga Mudra
Eingerolltes Blatt

Diese Übung hat Auswirkung auf:

Wirbelsäule	*wird gedehnt und elastisch gehalten*
Rückenmuskeln	*werden entspannt*
Nacken	*wird entspannt*
Durchblutung des Kopfes	*wird angeregt*

DIESE HALTUNG eignet sich sehr gut als Entspannungshaltung nach Durchführung bestimmter Übungen, besonders nach dem Kopfstand. Durch Yoga Mudra können wir uns nach innen zurückziehen und neue Energie auftanken.

Wann sollten Sie vorsichtig sein?

- Bei erhöhtem Blutdruck
- Bei erhöhtem Augeninnendruck (grüner Star)
- Bei Netzhautablösung
- In der Schwangerschaft

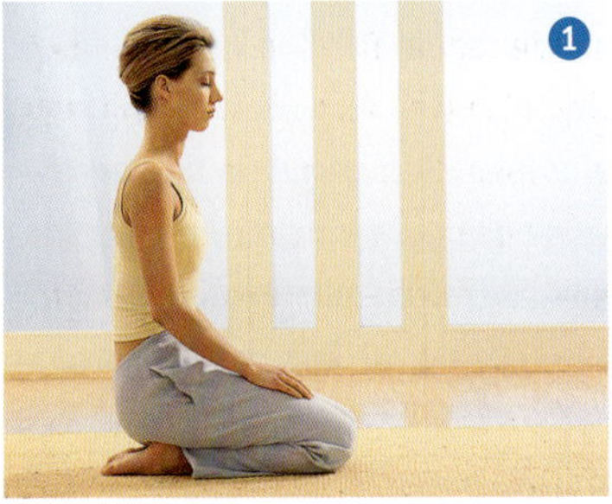

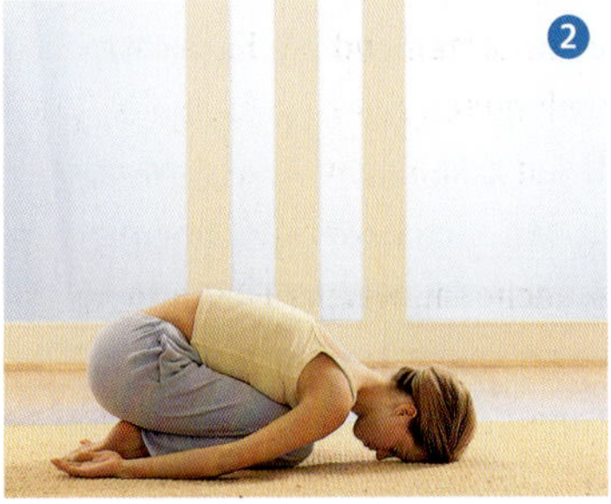

Info: **Diese Übung, die auch als »Stellung des Kindes« bezeichnet wird, entspannt den ganzen Körper. Sie hilft, abzuschalten und Stress abzubauen.**

❶ Auf dem Boden knien. Fußspitzen aneinander legen, Fersen gleiten auseinander. Auf die Fersen setzen, sodass je ein Sitzhöcker auf einer Ferse ruht. Hände liegen entspannt auf den Oberschenkeln.

❷ Oberkörper nach oben dehnen, dann aus der Hüfte auf die Oberschenkel gleiten lassen. Stirn auf den Boden legen. Schultern locker, Arme entspannt neben dem Körper, Handflächen zeigen nach oben. Augen schließen. Gesamte Körpermuskulatur – insbesondere die Rückenmuskeln – entspannen. Tief atmen. Verweilen, solange es angenehm ist. Zum Auflösen der Stellung Arme neben dem Körper aufstellen und den Rücken Wirbel für Wirbel wieder aufrichten.

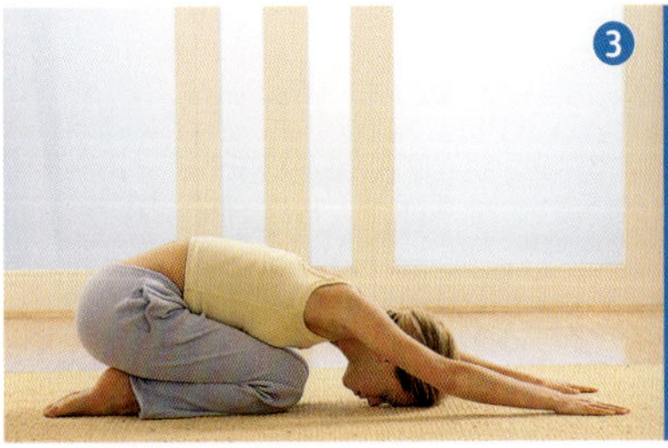

Variation

❸ Stirn ablegen, die Arme weit nach vorn strecken. Den Rücken lang strecken, entspannen und tief atmen.

Makarasana
Bauchlage

DIE BAUCHLAGE ist eine entspannende Haltung, besonders nach den Rückbeugen auf dem Bauch, wie Kobra, Heuschrecke und Bogen. Auch diese Lage ist sehr gut dazu geeignet, sich mit Energie aufzutanken.

Diese Übung hat Auswirkung auf:

Muskulatur des unteren Rückens	*wird entspannt*
Geist	*wird beruhigt*

❶ Auf den Bauch legen. Die Beine leicht öffnen und die Fußspitzen nach außen zeigen lassen oder die Zehen zusammenbringen und die Fersen nach außen kippen lassen, je nachdem, welche Fußhaltung mehr Entspannung verschafft. Die Arme abwinkeln, sodass eine Hand auf der anderen liegt und die Handflächen nach unten zeigen. Mit einer Seite des Kopfes auf die Hände legen. Die Kopfhaltung auch einmal zur anderen Seite variieren. In dieser Haltung verweilen, solange es als angenehm empfunden wird. Tief atmen und wahrnehmen, wie Körper und Geist ruhiger werden und sich mit neuer Energie aufladen.

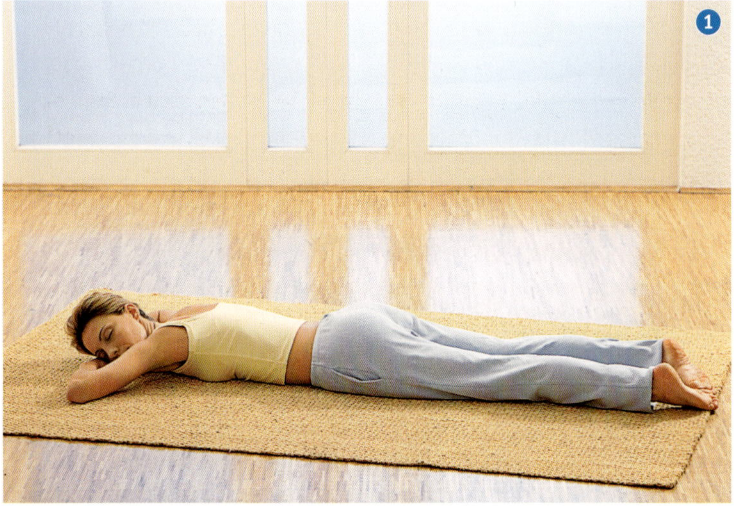

Wann sollten Sie vorsichtig sein?

- In der Schwangerschaft
- Nach Operationen im Bauchraum

Info: Der ganze Körper wird entspannt und mit Energie aufgeladen.

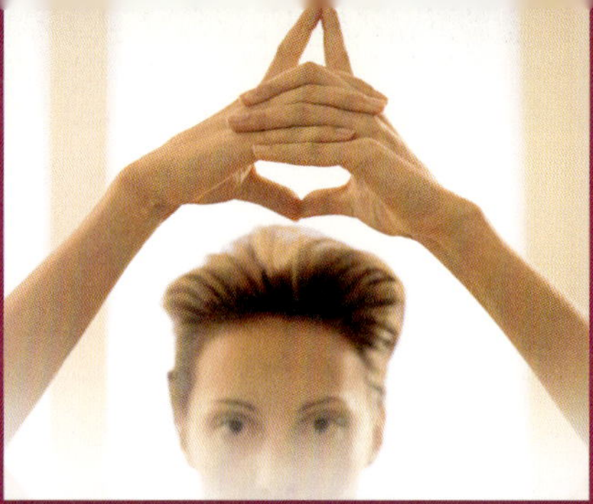

UTTARABODHI-MUDRA,
Mudra der höchsten Erleuchtung – wirkt stark energetisierend und erfrischend.

Scheitelchakra

Sahasrara-Chakra

ES HAT SEINEN SITZ auf dem Scheitelpunkt. Es steht in Verbindung zu Spiritualität und Erleuchtung. Hier geht es um die höchsten Bewusstseinszustände, die ein Mensch erfahren kann. Diesem Chakra sind keine Symboltiere und Elemente zugeordnet – es steht über allen Symbolen und Elementen. Ein geöffnetes Scheitelchakra führt zur Erfahrung des Heilseins und erzeugt ein Gefühl tiefsten Friedens und größter Harmonie.

Mehr Spiritualität und innere Harmonie

Wirkung auf Organe und Drüsen

Der Energiestrom im Scheitelchakra wirkt sich auf den ganzen Organismus aus. Ist dieses Chakra zu schwach, kann es zu chronischen Krankheiten und Nervenerkrankungen kommen. Ein intaktes Scheitelchakra wirkt gegen Kopfschmerzen, Schlafstörungen, Konzentrationsschwäche, Nervenleiden, Immunschwäche und Krebserkrankungen. Im Sahasrara-Chakra wirkt die Zirbeldrüse. Sie steuert die Aufnahme von Licht über die Augen und reguliert den Schlaf-Wach-Rhythmus. Voraussetzung für ein gesundes Scheitelchakra ist das gute Funktionieren aller anderen Chakras.

Wirkung auf seelischer Ebene

Der Name dieses Chakras steht für »tausendblättriger Lotos«. »Tausend« bedeutet hier »unendlich«, was die Ausdehnung der Seele in den unendlichen, form- und zeitlosen Raum des Göttlichen meint. Steigt die Kundalini bis zum siebten Chakra hoch, führt dies zur Vereinigung von Shiva und Shakti, der männlichen und weiblichen Energie. Das Loslösen von Raum und Zeit findet statt. Die Entwicklung des Scheitelchakras führt zu Glückszuständen, tiefem Frieden und einem Gefühl von Verbundenheit mit dem Universum. Wer diese Bewusstseinszustände erreicht, strahlt Gelassenheit und Zufriedenheit aus. Er wird für seine Mitmenschen zu einer Quelle der Kraft und Inspiration.

> Die wahre Natur des Menschen ist Vollkommenheit. Deren bewusster Ausdruck ist vollkommene Gesundheit von Geist und Körper. Dies ist Glückseligkeit.
>
> *Yesudian*

Sahasrara-Chakra

Die Bedeutung des Chakras im Überblick

Bedeutung:	*Sahasrara = tausendfältig, tausendblättrig*
Farbe:	*Violett*
Anzahl der Blätter:	*1000*
Symbol:	*keines*
Drüsen:	*Zirbeldrüse*
Mantra:	*OM*
Symboltier:	*keines*
Sinneswahrnehmung:	*kosmisches Bewusstsein, jenseits der Sinne*
Planet:	*Neptun*

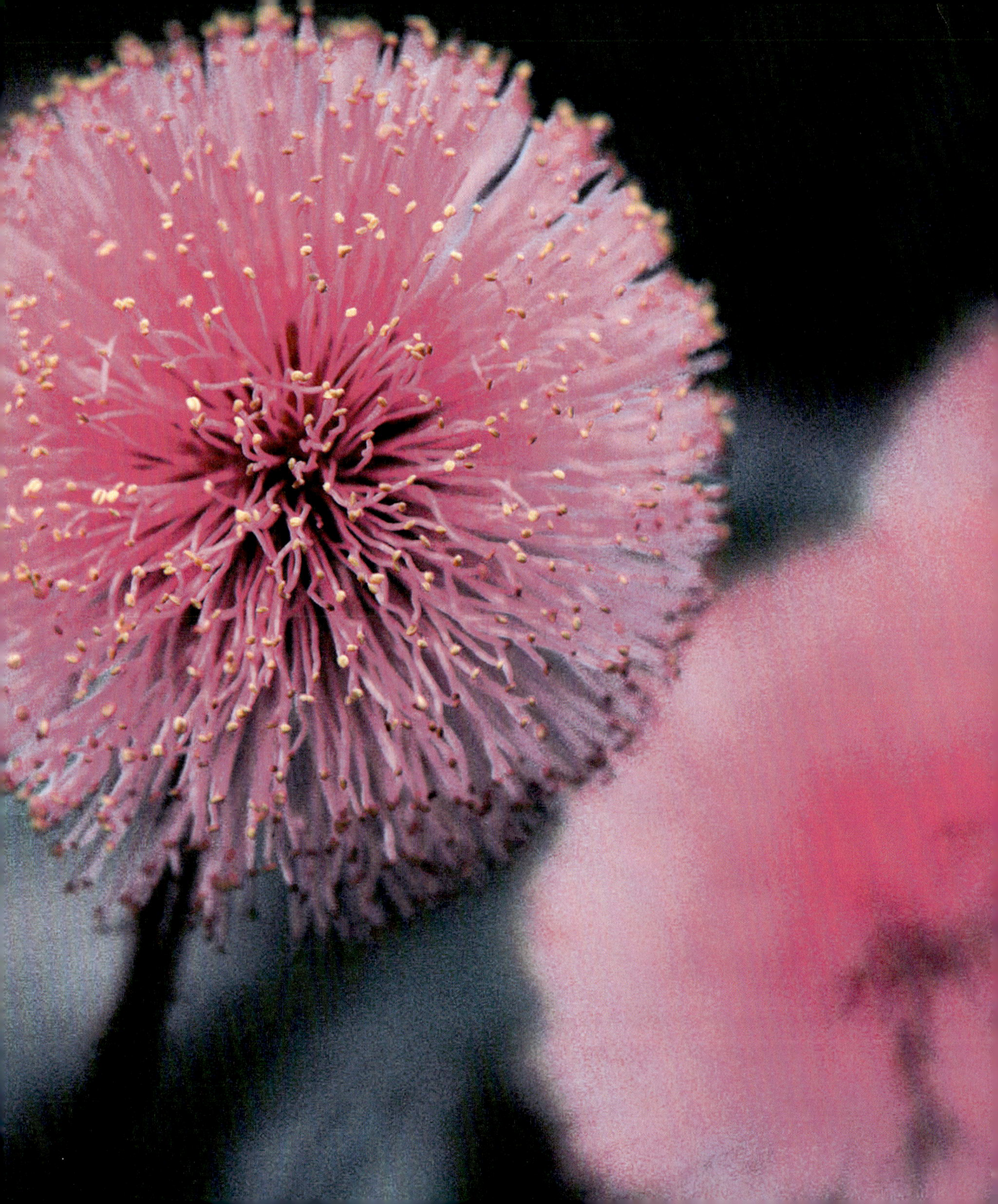

Blüte des Seins

ICH SPÜRE mein Scheitelchakra und sehe es als große violette Lichtblüte. Ich stelle mir meine Lebensenergie als helles violettes Licht vor. Dieses kristallklare, hellviolette Licht breitet sich jetzt in meinem Scheitelchakra aus. Allmählich lasse ich dieses heilende Licht durch meinen ganzen Körper strahlen. Ein Gefühl von tiefer Ruhe und Frieden breitet sich über den ganzen Körper aus.

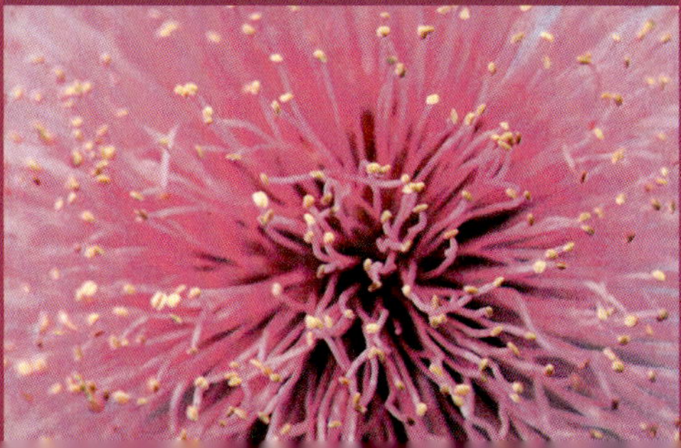

Savasana
Rückenlage

Diese Übung hat Auswirkung auf:

Körper	*wird entspannt*
Geist	*wird entspannt*

DIE ENTSPANNUNG in der Rückenlage sollte jede Übungsfolge einleiten und beenden.

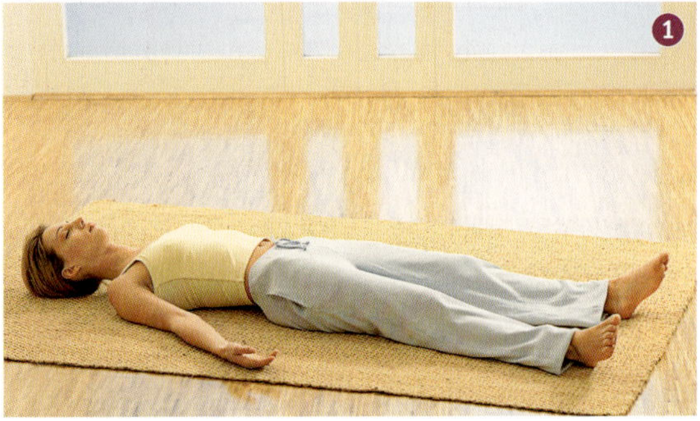

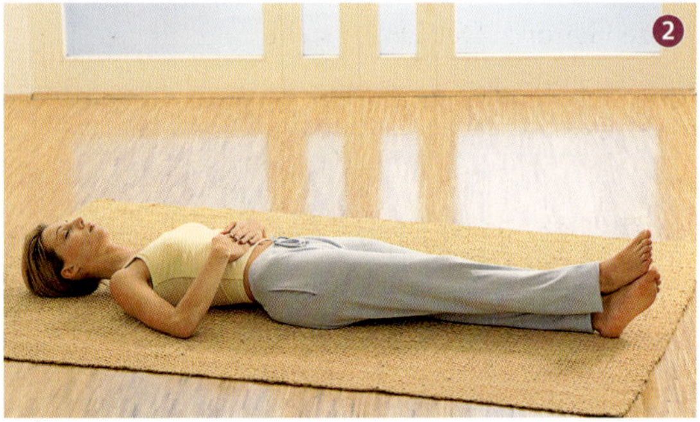

Info: **Während der Entspannung ist auch eine Chakra-Farbmeditation möglich.**

❶ Entspannt auf den Rücken legen (siehe Seite 44). Die einfache Entspannung in der Rückenlage kann auch durch die folgende Übung ersetzt werden.

Energie tanken

❷ Eine wunderbare Haltung, um sich nach dem Üben oder einfach zwischendurch mit Energie aufzuladen. Auf den Rücken legen. Ein Bein ausgestreckt über das andere legen – je nachdem, welche Seite als angenehmer empfunden wird. Die Füße überkreuzen sich. Hände ganz locker auf den Bauch legen. Bewusst alle Muskeln loslassen. Die Atmung wahrnehmen und spüren, wie sich die Hände beim Einatmen mit der Bauchdecke heben und beim Ausatmen wieder senken. Fühlen, wie sich der Körper vom Zentrum aus, von der Mitte, auf der die Hände liegen, mit Energie auflädt, wie diese Energie von hier aus in den ganzen Körper strömt. Zehn bis 30 Minuten in dieser Stellung verweilen und spüren, wie erfrischt und energiegeladen der Körper hinterher ist.

Stärke und Harmonie

Delfin

DER DELFIN ist eine Vorbereitung für den Kopfstand. Dabei wird das Gewicht auf Arme und Schultern verlagert. Diese Übung ist aber auch für sich eine stärkende und harmonisierende Haltung. Der Delfin stellt eine dynamische Bewegungsfolge dar, die der geschmeidigen Bewegung dieser sensiblen Tiere nachempfunden ist.

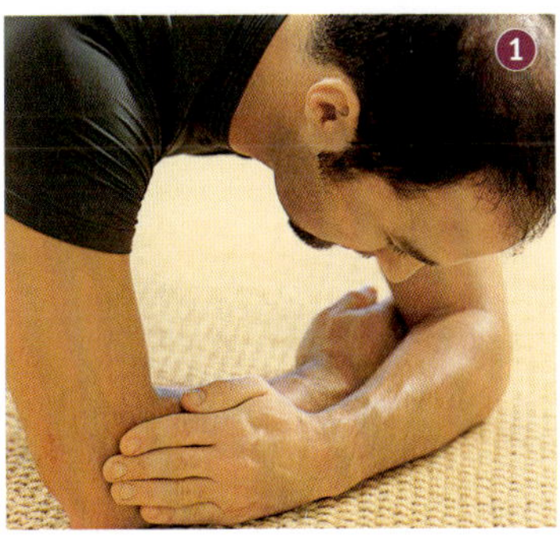

Diese Übung hat Auswirkung auf:

Muskulatur der Arme und Schultern	*werden gestärkt*
Hüftgelenke	*werden gekräftigt*
Oberschenkelmuskulatur	*wird gekräftigt*
Gleichgewichtssinn	*wird gefördert*

❶ Auf den Boden knien. Unterarme parallel auf den Boden, die Fingerspitzen reichen jeweils bis zu den Ellbogen, die so den richtigen Abstand zueinander haben.

❷ Unterarme nach vorn öffnen, Finger verschränken. Ellbogen und Hände bilden nun ein Dreieck – eine stabile Grundlage für das Körpergewicht. Mit dem Einatmen das Becken in Richtung Füße schieben und das Gewicht nach hinten verlagern.

❸ Mit dem Ausatmen den Oberkörper nach vorn bewegen und das Gewicht auf die Unterarme, Ellbogen und Hände verlagern. Diese rhythmische Bewegung in jede Richtung mindestens dreimal wiederholen.

Wann sollten Sie vorsichtig sein?

- Bei Beschwerden in den Knien, Armen und Schultern

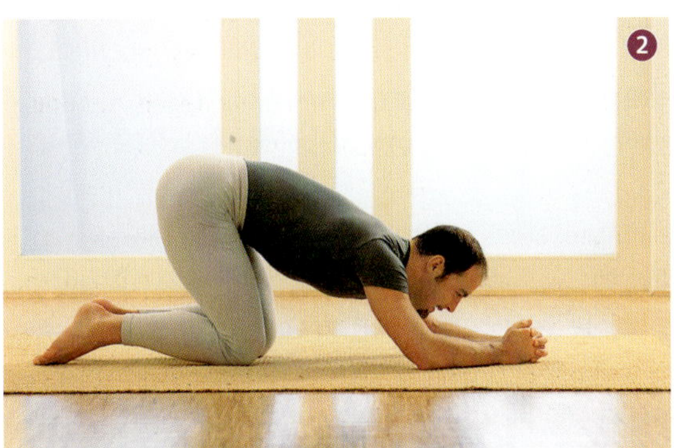

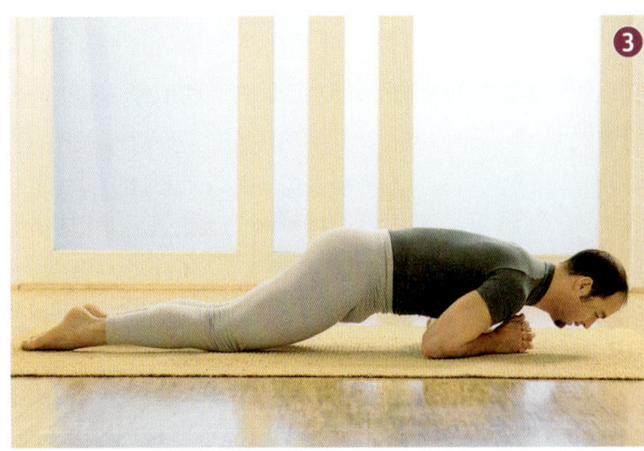

Sirshasana
Kopfstand

Diese Übung hat Auswirkung auf:

Herz	*wird entlastet*
Kreislauf	*wird angeregt*
unterer Rücken	*wird entspannt*
Atmung	*fließt frei*
Gehirn	*wird mit frischem, sauerstoffreichem Blut versorgt*

DER KOPFSTAND wird auch als König der Asanas bezeichnet. Er ist eine der wirkungsvollsten und wohltuendsten Stellungen für Körper und Geist. Durch die Umkehrung der Schwerkraft entlastet er die inneren Organe und unterstützt wichtige Körperfunktionen.

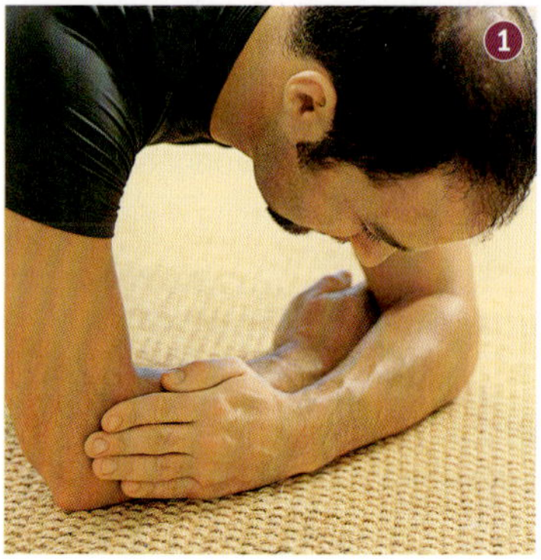

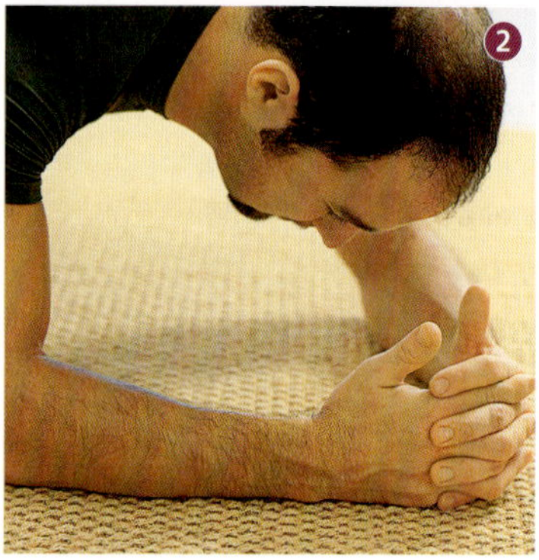

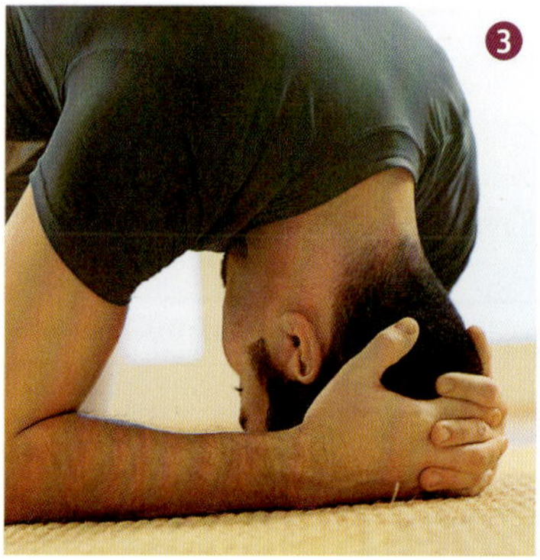

Wann sollten Sie vorsichtig sein?

- Bei Entzündungen im Kopfbereich, Kopfschmerzen, Migräne, Schwindelanfällen, Ohrensausen (Tinnitus)
- Bei Augenerkrankungen wie grüner Star, Netzhautablösung
- Bei Beschwerden in der Halswirbelsäule
- Während der Monatsblutung

Halber Kopfstand

❶ Auf den Boden knien. Unterarme parallel nebeneinander auf den Boden legen. Die Fingerspitzen reichen jeweils bis zu den Ellbogen, sodass diese den richtigen Abstand zueinander aufweisen.

❷ Unterarme nach vorn öffnen und die Finger verschränken. Ellbogen und Hände bilden nun ein Dreieck, das eine stabile Grundlage für das Körpergewicht sichert. Darauf achten, dass die Ellbogen ihre Position nicht verändern.

❸ Hinterkopf in die gefalteten Hände legen. Nur der Scheitelpunkt zwischen dem oberen Ende der Stirn und dem Hinterkopf berührt den Boden.

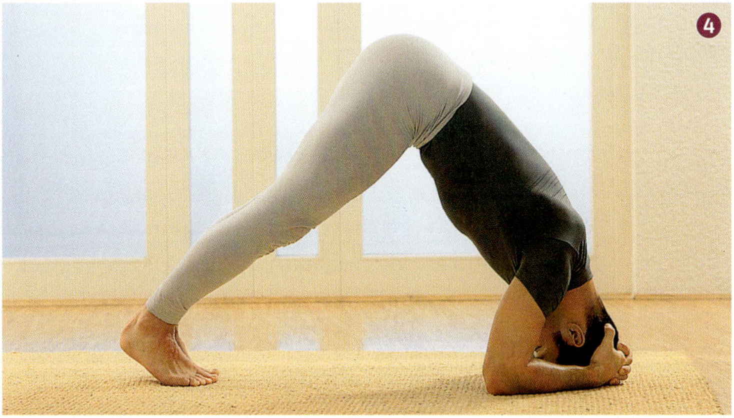

4

Tipps zum Üben:

Wenn der Kopfstand korrekt durchgeführt wird, ist er eine der einfachsten Übungen. Wenn Sie das Gleichgewicht noch nicht halten können, üben Sie den halben Kopfstand.

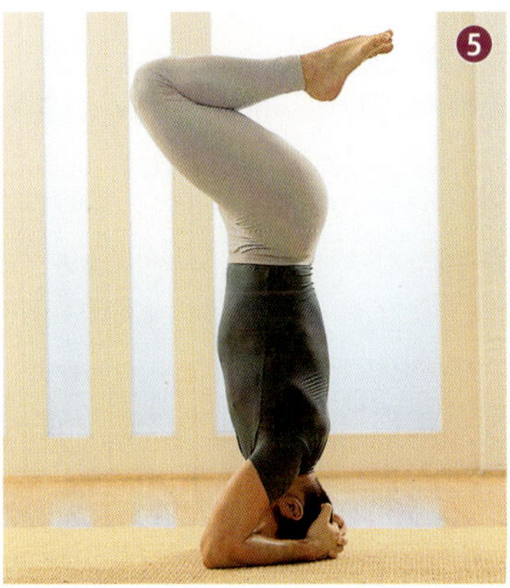

5

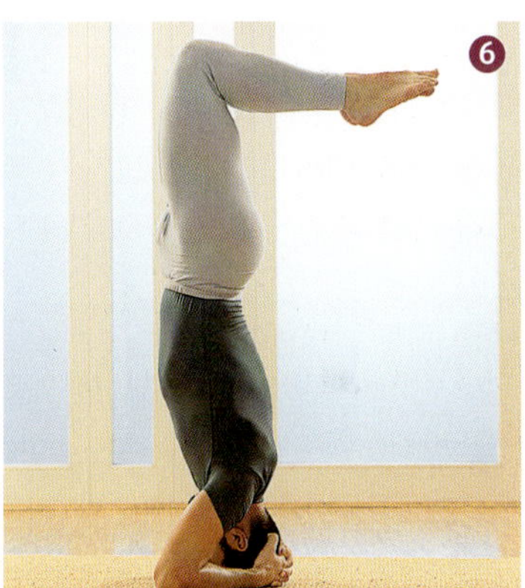

6

❹ Die Knie durchdrücken, Füße möglichst nah zum Kopf. Bildet der Oberkörper mit dem Becken eine Linie, Becken nach hinten schieben. Wer das Gleichgewicht noch nicht halten kann, verweilt in dieser Haltung – dem halben Kopfstand.

Fortführen zum Kopfstand

❺ Die Knie zur Brust ziehen. Die Füße vom Boden abheben und die Beine anwinkeln. Für einen Moment in dieser Position verweilen.

❻ Bauchmuskulatur anspannen und die Knie heben. Die Füße zeigen jetzt nach hinten.

❼ Becken nach vorn verlagern. Dann langsam die Unterschenkel heben und die Füße strecken, bis sie gerade nach oben zeigen. In dieser Stellung verweilen, solange es angenehm ist. Langsam und Schritt für Schritt wieder in die Ausgangsstellung zurückkehren. Anschließend in der Stellung Eingerolltes Blatt (siehe Seite 130) entspannen.

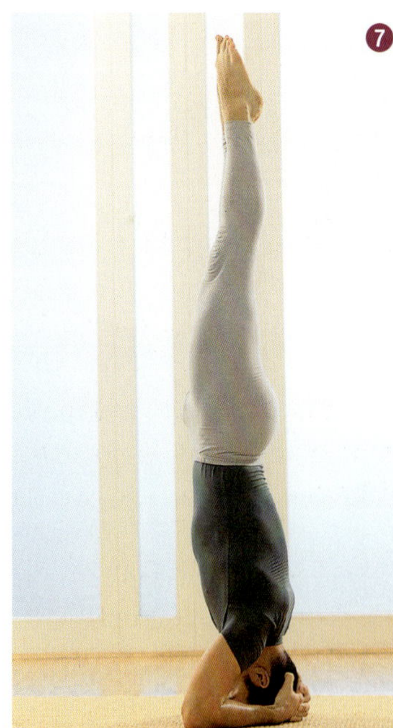

7

Vrikshasana

Baum

Diese Übung hat Auswirkung auf:

Rumpf- und Armmuskulatur	*wird gestärkt*
Beine und Kniegelenke	*werden gekräftigt*
Gleichgewichtssinn	*wird gefördert*
Gehirn	*wird angeregt*
Geist	*wird beruhigt*

Wann sollten Sie vorsichtig sein?

- Bei Verletzungen in den Beinen
- Bei Gleichgewichtsstörungen

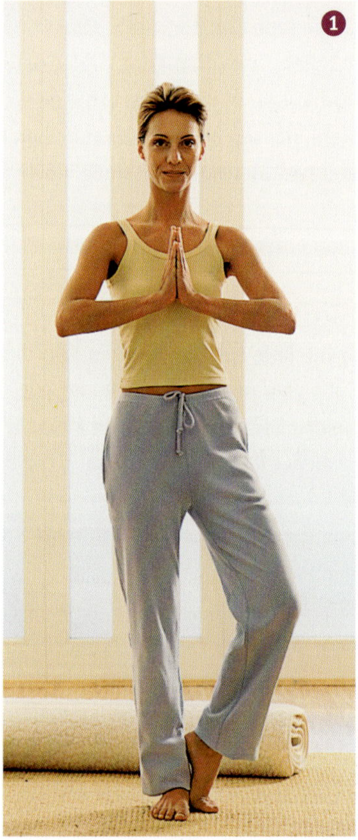

DER BAUM ist eine Gleichgewichtshaltung, die neben dem physischen Gleichgewicht auch zu innerer Ausgeglichenheit führt. Sie erinnert an einen Baum, der tief in der Erde verwurzelt ist und hoch in den Himmel wächst. Richtig ausgeführt, vermittelt diese Stellung ein wunderbares Gefühl von innerer Ruhe und Frieden.

Variante 1

❶ Aufrechter Stand. Gewicht auf rechtes Bein verlagern. Linken Fuß auf Höhe des Knöchels an das rechte Bein stellen, mit den Zehen am Boden abstützen. Hände vor der Brust aneinander legen. Konzentration auf einen Punkt in Augenhöhe. Tief ein- und ausatmen.

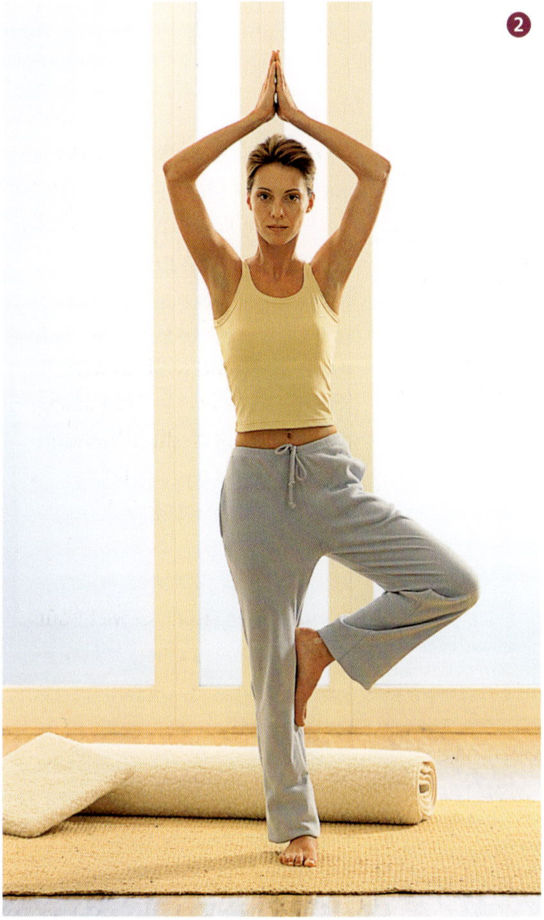

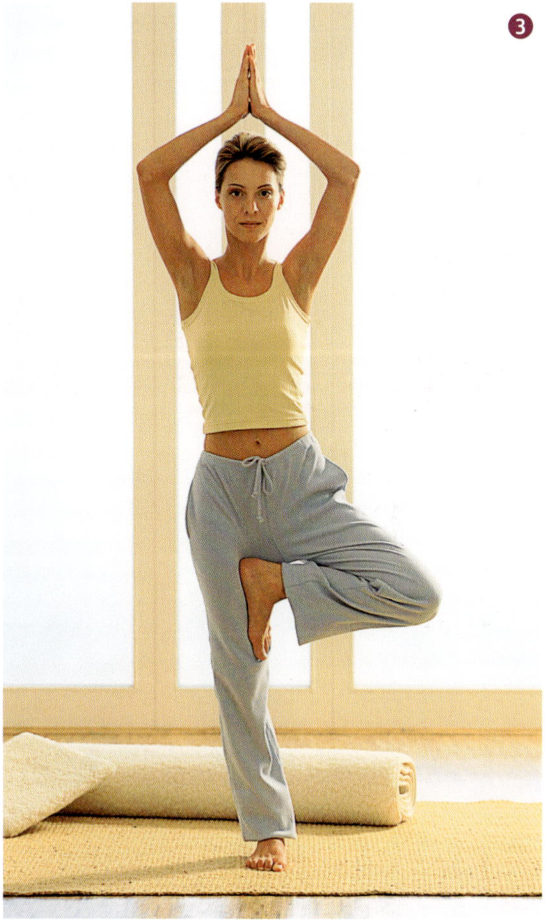

Variante 2

❷ Grundstellung wie bei Variante 1, Gewicht auf dem rechten Bein. Linken Fuß auf Kniehöhe an das rechte Bein stellen. Hände seitlich über den Kopf bringen, Handflächen aneinander legen. Konzentration auf einen Punkt in Augenhöhe. Tief ein- und ausatmen.

Variante 3

❸ Die Übung wie bei Variante 1 beginnen. Linken Fuß an die Innenseite des Oberschenkels, Bein aus dem Hüftgelenk nach außen drehen. Hände seitlich über den Kopf bringen, Handflächen aneinander legen. Konzentration auf einen Punkt in Augenhöhe.

Info: Diese Übung fördert das Gleichgewicht und die Konzentration.

Tadasana
Berg

Diese Übung hat Auswirkung auf:

Schulter- und Rumpfmuskulatur	*werden gestärkt*
Brustkorb	*wird geweitet*
Gleichgewichtssinn	*wird gestärkt*
Geist	*wird beruhigt*

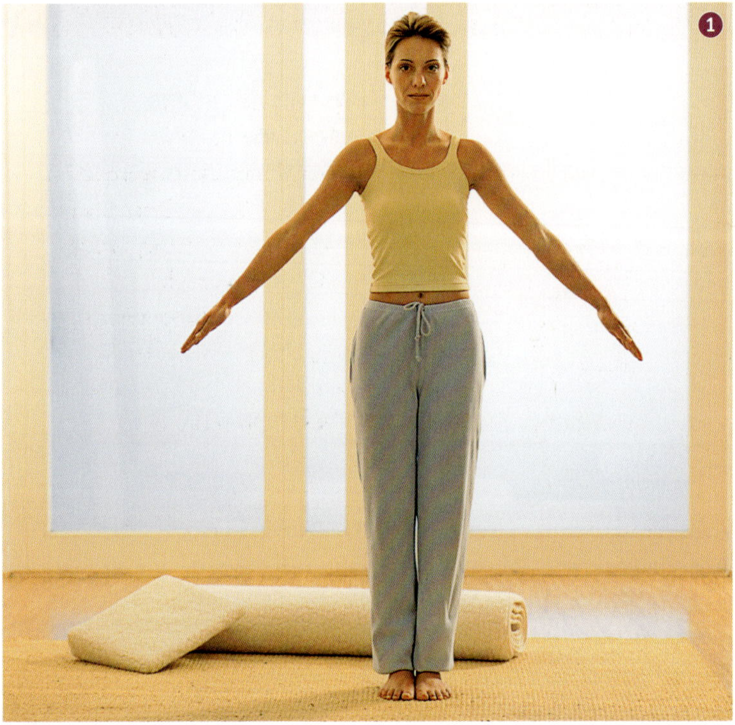

Info: **Diese Übung verhilft zu einer aufrechten Körperhaltung.**

DER BERG erscheint als eine der einfachsten Übungen. Die äußerst wirkungsvolle Haltung ist jedoch gar nicht so einfach, wenn sie korrekt ausgeführt wird. Es handelt sich hier um eine aufrechte Standhaltung, bei der es um Standfestigkeit und Verwurzelung geht. Dabei wird eine aufrechte Körperhaltung geübt, die Körper und Geist zur Ruhe bringt.

Ausgangshaltung: Aufrechter, geschlossener Stand. Den Kontakt der Füße zum Boden und die Verwurzelung mit der Erde spüren. Die s-förmige Krümmung der Wirbelsäule wahrnehmen und diese vollständig aufrichten. Darauf achten, dass der Rücken gerade bleibt, nicht ins Hohlkreuz geht und der obere Rücken nicht abrundet. Den Kopf aufrecht auf der Wirbelsäule halten, der Nacken bildet eine gerade Linie mit dem Rücken, das Kinn ist etwas nach vorn geneigt.

❶ Nun den Brustraum weiten. Schultern leicht nach hinten verlagern und die Arme gestreckt heben, bis sie in einem 45-Grad-Winkel zu den Beinen stehen. In dieser Stellung verweilen. Tief einatmen.

Surya Namaskar
Sonnengruß

DIE BEKANNTESTE BEWEGUNGSFOLGE im Hatha-Yoga besteht aus zwölf Positionen. Der Sonnengruß ist eine ideale Aufwärmübung für die Asanas, kann aber auch unabhängig davon geübt werden. Eine Bewegung geht fließend in die nächste über, gleicht die vorhergehende Bewegung aus und streckt den Körper in die entgegengesetzte Richtung. In der Hindu-Mythologie wird der Sonnengott als Symbol für Gesundheit und langes Leben verehrt. Der Sonnengruß wird traditionell in der Morgendämmerung geübt; er wirkt sehr anregend.

Ausgangshaltung: In aufrechter Haltung beginnen, geschlossener Stand. Die Arme neben dem Körper halten oder die Stellung des Bergs einnehmen (siehe Seite 142). Eine Runde des Sonnengrußes besteht aus zwei Übungsabläufen. Beim zweiten Teil bei Position 4 das linke Bein nach hinten bringen und bei Position 9 das linke Bein nach vorn. Zuerst etwa drei Runden üben, dann langsam steigern.

Diese Übung hat Auswirkung auf:

Gelenke	*werden beweglicher*
Muskeln	*werden gekräftigt*
Atmung	*wird angeregt*
Verdauung	*wird angeregt*
Wirbelsäule	*wird beweglich*
Taille	*bleibt schlank*
Geist	*bleibt wach*

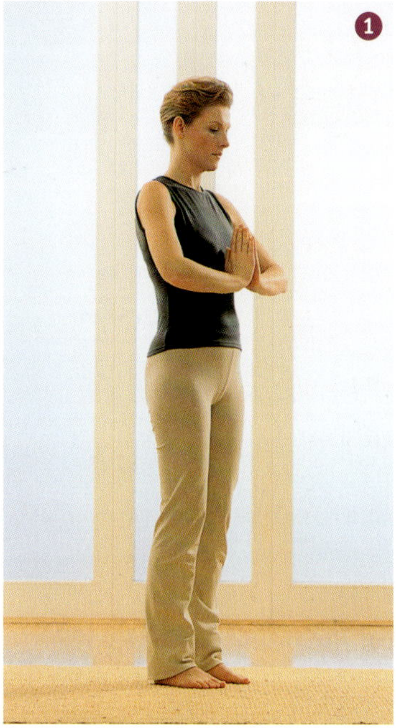

❶ Hände vor der Brust falten (in der Grußhaltung) und ausatmen.

Wann sollten Sie vorsichtig sein?

- Bei akuten Beschwerden im unteren Rücken, Bandscheibenvorfall, Hexenschuss, Ischias
- Bei Leistenbruch
- Bei Entzündungen im Körper
- Bei fortgeschrittener Schwangerschaft
- Nach Operationen

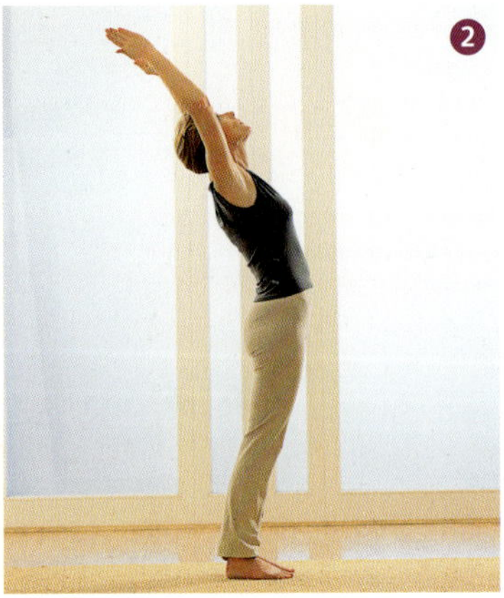

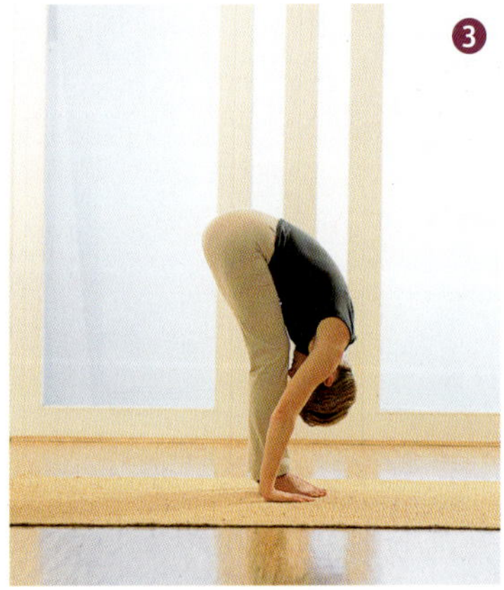

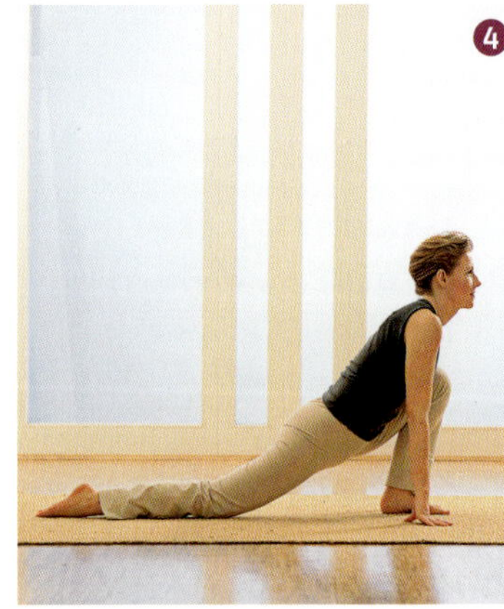

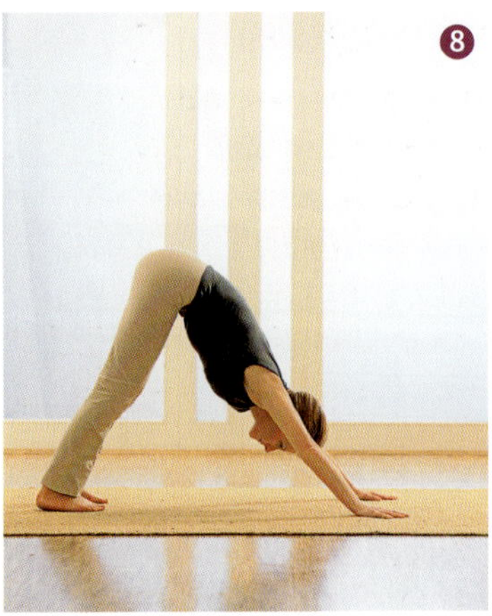

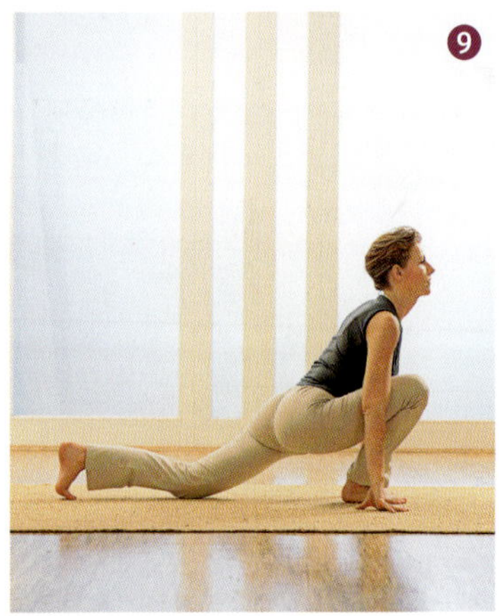

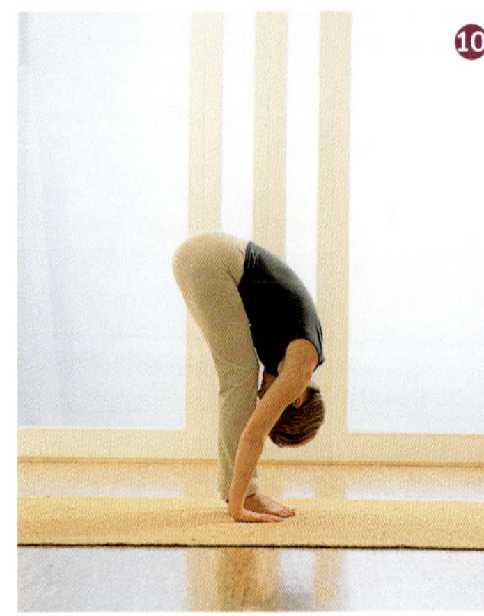

❷ Einatmen und die Arme über den Kopf nach oben, dann nach hinten in eine leichte Rückbeuge strecken. Beine und Hüften gerade halten.

❸ Ausatmen, dabei nach vorn beugen, Handflächen auf den Boden legen. Becken nach oben dehnen, Kopf locker nach unten hängen lassen.

❹ Einatmen und das rechte Bein nach hinten strecken. Mit dem Knie den Boden berühren. Das Kinn heben und nach vorn schauen.

❺ Atem anhalten, auch das linke Bein nach hinten strecken. Der Körper bildet eine gerade Linie. Das Gewicht ruht auf Händen und Zehen.

❻ Mit dem Ausatmen die Knie ablegen, Brust und Stirn nach unten senken und den Körper nach vorn schieben.

❼ Einatmen, Hüfte zum Boden bringen, Oberkörper nach hinten beugen. Zehen nach hinten strecken, Beine geschlossen. Nach vorn schauen.

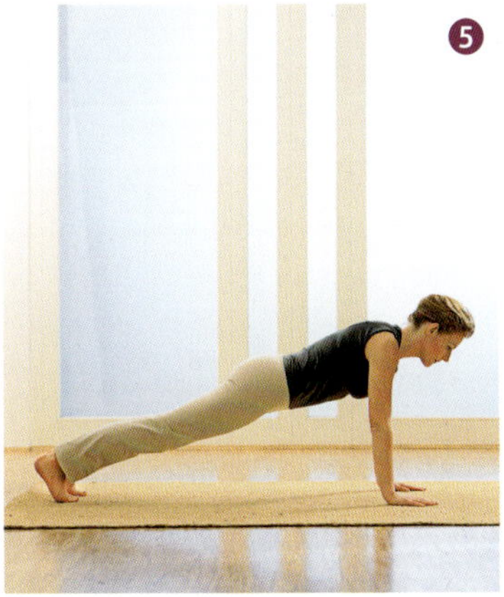

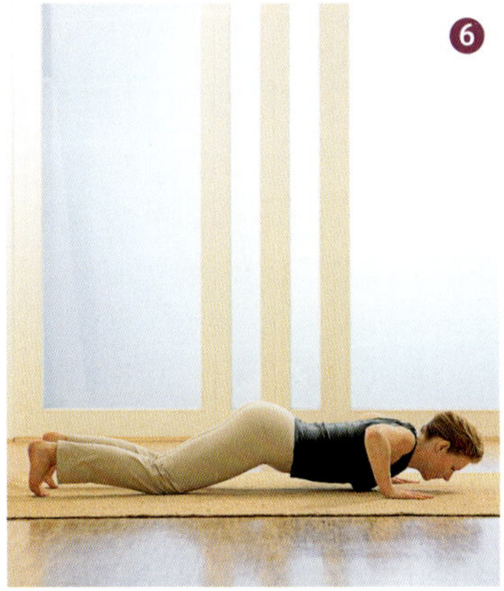

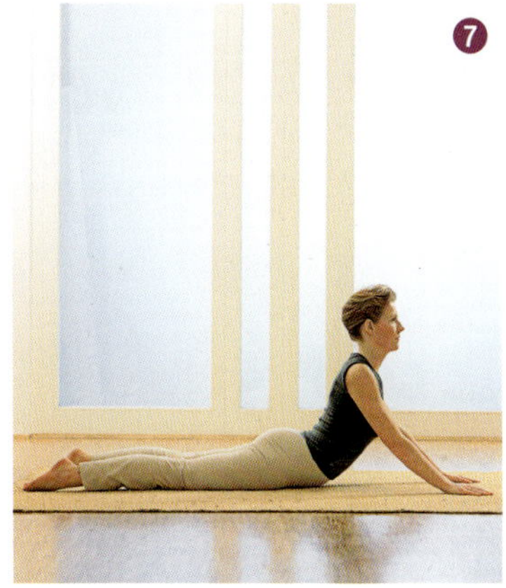

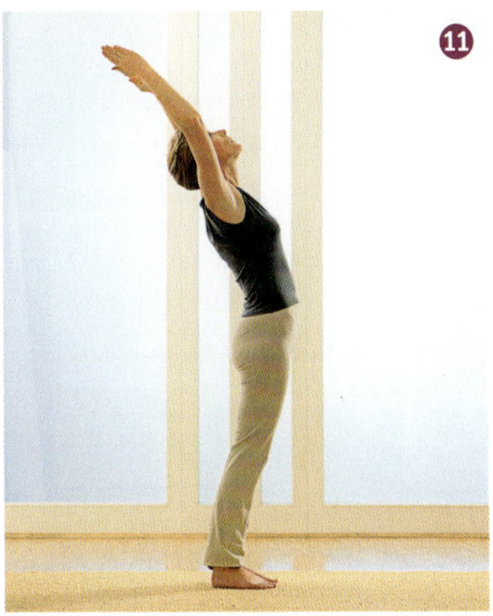

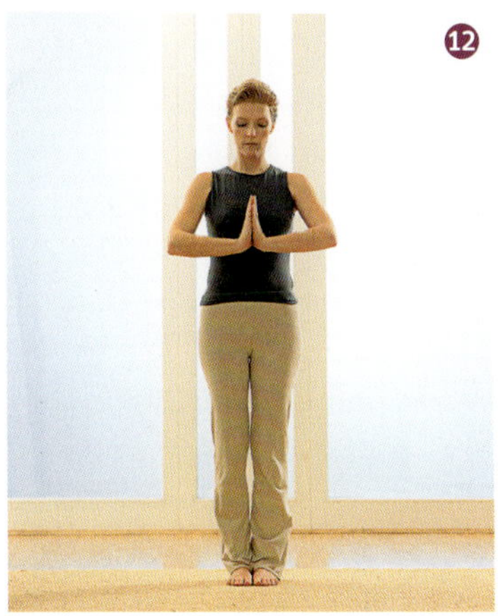

Tipps zum Üben:
Üben Sie die Stellungen zuerst einzeln, bevor Sie mit dem gesamten Ablauf beginnen.

❽ Ausatmen, Zehen nach vorn bringen, Hüften in die Hundhaltung (siehe Seite 100f.). Fersen auf den Boden drücken, Kopf zwischen die Oberarme.

❾ Einatmen, das rechte Bein nach vorn zwischen die Hände bringen. Das linke Knie berührt dabei den Boden.

❿ Aufrichten, ausatmen, vorbeugen und die Hände auf den Boden legen. Becken nach oben dehnen, Kopf hängen lassen.

⓫ Einatmen und die Arme weit über den Kopf in eine leichte Rückbeuge strecken.

⓬ Ausatmen und die Hände vor der Brust falten.

Info: **Der Sonnengruß ist eine ideale Übung, um morgens fit zu werden und den Tag energiegeladen zu beginnen. Auch wer morgens wenig Zeit hat, trainiert mit ein paar Sonnengrüßen den ganzen Körper.**

Lernen Sie loszulassen

Schlussentspannung

DEN MEISTEN MENSCHEN fällt es nicht unbedingt leicht, sich zu entspannen. Erst wenn wir die Anspannungen in uns bewusst wahrnehmen und noch verstärken, können das Loslassen und die Entspannung gelingen. Nach jeder Reihe von Asanas sollten Sie sich etwa zehn Minuten Zeit für die Schlussentspannung nehmen. Dabei spannen Sie nacheinander jeden Körperteil an und lassen ihn dann wieder los. In der Entspannung können die Asanas nachwirken und ihre positive und heilende Wirkung ganz entfalten. In der völligen körperlichen Entspannung wird auch Ihr Geist zur Ruhe kommen.

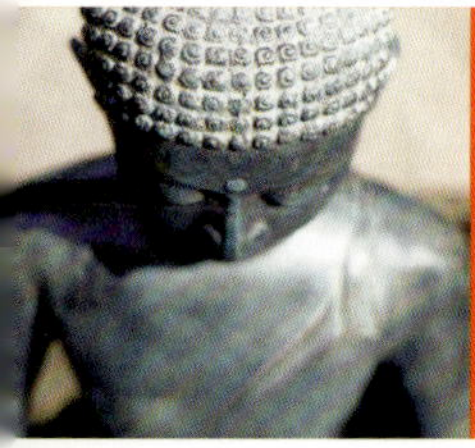

»MAN ENTDECKT keine neuen Erdteile, ohne den Mut zu haben, alle Küsten aus den Augen zu verlieren.«

André Gide

- Auf den Rücken legen. Eine rundum bequeme Position einnehmen. Die Beine sind geöffnet, die Handflächen zeigen nach oben.
- Die Aufmerksamkeit richtet sich auf die Füße. Die Zehen spreizen und wieder loslassen. Die Fersen fest auf den Boden drücken – spüren, wie sich die Anspannung bis zum Nacken ausbreitet –, wieder loslassen.
- Die Waden anspannen oder fest auf den Boden drücken, wieder loslassen.
- Oberschenkel anspannen, wieder loslassen.
- Gesäß anspannen, wieder loslassen.
- Becken fest auf den Boden drücken, wieder loslassen.
- Rücken auf den Boden drücken, wieder loslassen.
- Schultern am Boden entlang zu den Ohren hochziehen, wieder loslassen.
- Hände zu Fäusten ballen, wieder loslassen.
- Finger spreizen, wieder loslassen und die Hände auf den Handrücken ruhen lassen.
- Den Kopf leicht hin- und herbewegen und in der Mitte auspendeln lassen.
- Die Stirn in Falten ziehen, die Nase rümpfen und Grimassen ziehen – mit einem Gähnen wieder loslassen.

- Spüren, wie nun der Körper völlig entspannt auf dem Boden liegt. Die Füße und Zehen sind entspannt, ebenso Knöchel und Waden, Kniekehlen und Oberschenkel. Das Becken liegt entspannt auf dem Boden, ebenso der Rücken. Der Schulter- und Nackenbereich ist locker und gelöst. Die Arme und Hände sind schwer und entspannt. Der Kopf ist schwer und entspannt. Die Augen liegen entspannt in den Augenhöhlen, die Zunge liegt entspannt im Mund. Der Unterkiefer ist locker und entspannt. Gesichtshaut, Stirn und Kopfhaut sind glatt und entspannt. Der ganze Körper ist ruhig und entspannt. Eine Welle der Entspannung durchströmt den Körper.
- Jetzt den Atem spüren. Der Atem fließt tief in den Bauchraum. Die Atmung erfolgt ganz von selbst. Bei jedem Einatmen spüren, wie Energie und Sauerstoff den ganzen Körper durchströmen. Bei jeder Ausatmung noch tiefer in die Unterlage sinken und die Spannungen aus dem Körper weichen lassen. Der Geist ist wie ein tiefer, stiller See mit einer glasklaren, spiegelglatten Oberfläche. In Gedanken tief in diesen See eintauchen und die eigene wahre Natur erfahren.
- Für das Ende der Schlussentspannung ist auch eine Chakra-Farbmeditation geeignet.

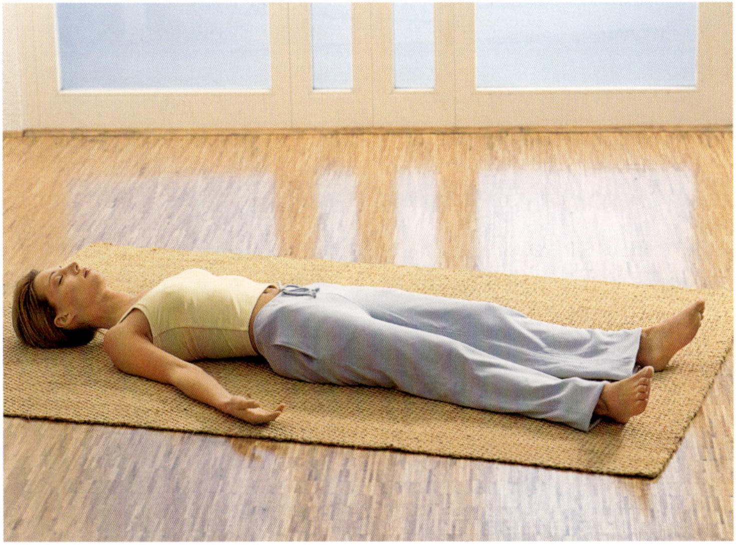

Tipps zum Üben:
Wenn Sie lieber etwas erhöht liegen, können Sie auch ein Kissen unter den Nacken legen.

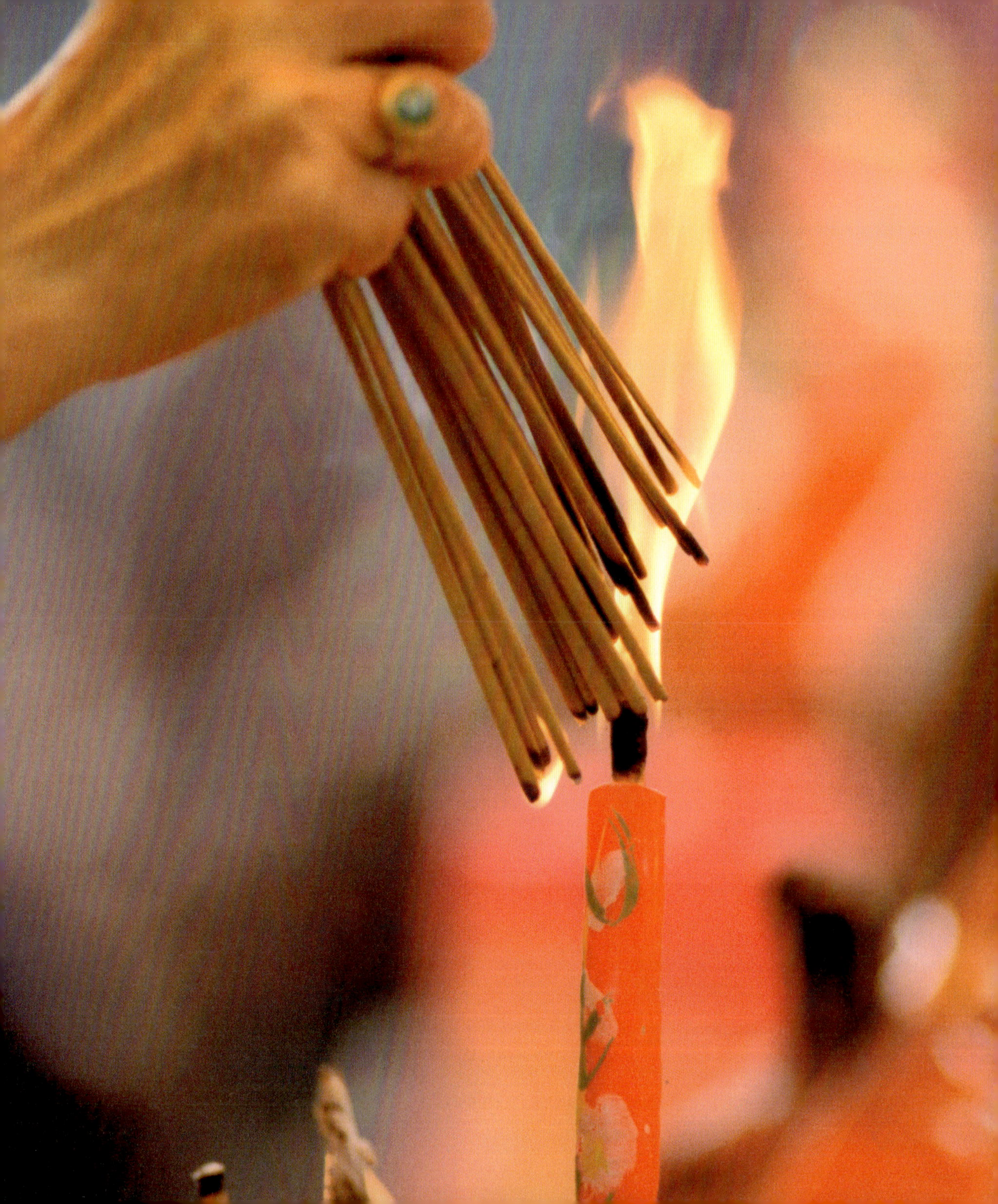

Yoga – ein spiritueller Weg

»Wenn du eins bist mit Gott, mit deinem wahren Selbst, der Quelle aller Kraft, hört deine Energie nie auf. Dann hast du Zugang zu deinem unendlichen Potenzial. Sei deiner immensen Macht und Stärke bewusst. Du bist kein kleines schwaches Lamm, sondern ein majestätischer, mächtiger Löwe. Du bist die kosmische Energie, der allmächtige Gott.«

Mata Amritanandamayi Devi

Der Yoga-Pfad

Wege zur Selbstverwirklichung

ÜBER DEN KÖRPERLICHEN Übungsweg hinaus war und ist Yoga immer eine spirituelle Praxis. Das Ziel aller Yoga-Übungen liegt in der Selbstverwirklichung und letztlich in der Einheit mit der göttlichen Existenz. Dies bedeutet die Befreiung aus dem Zyklus von Leben, Sterben und Wiedergeburt. Samsara (das Rad der ewigen Wiederkehr) steht für den fortwährenden Kreislauf von Werden und Vergehen, dem alles Leben unterworfen ist: Menschen, Tiere, Pflanzen und Mineralien. Wer in seinem Erdenleben die Erleuchtung erlangt, kann aus diesem Kreislauf aussteigen.

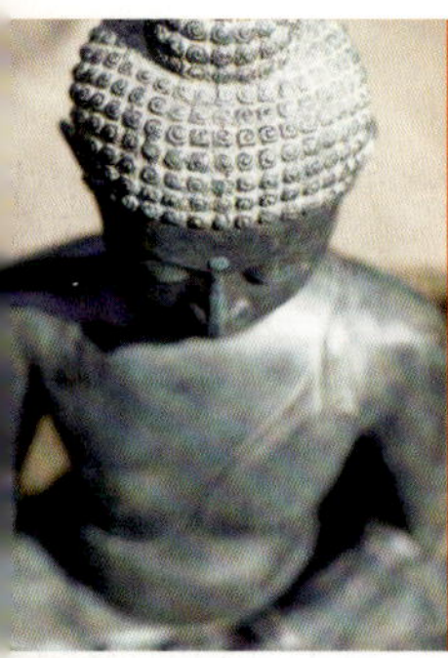

PATANJALI, ein indischer Weiser, verfasste die so genannten Yoga-Sutras (Sutra = Leitfaden) etwa zu Beginn unserer Zeitrechnung. Es herrscht allgemeine Übereinstimmung, dass damit die klassische Yoga-Tradition beginnt.

Durch seine Taten (Karma) beeinflusst der Mensch die Form, die er in seinem nächsten Leben annehmen wird. Im Yoga herrscht die Vorstellung, dass der Körper nur eine Form ist, die das eigentliche Sein beinhaltet. Nach dem Tod sucht sich die »Geistseele« eine neue körperliche Gestalt, die seiner Entwicklungsstufe und dem Karma (den Taten) aus seinem vorigen Leben entspricht.
Die Seele inkarniert, d.h., sie wird wiedergeboren. Dies geschieht in einem anderen Körper, der der weiteren Vervollkommnung dient.

Der achtgliedrige Weg des Patanjali

Eine Möglichkeit, den Yoga-Pfad zu gehen, den Geist zu klären und uns spirituell zu entwickeln, ist der achtgliedrige Weg des Patanjali.

1. YAMA: Yama bedeutet Enthaltung, Zurückhaltung, Einschränkung. Damit ist die äußere Disziplin in der Lebensführung gemeint. Hier sind Gebote wie Gewaltlosigkeit, Wahrhaftigkeit, Nicht-Stehlen, Nicht-Horten sowie eine spirituelle Lebensführung von Bedeutung.

2. NIYAMA: Niyama ist die innere Disziplin in der Lebensführung. Dazu gehören Reinheit, Zufriedenheit, Genügsamkeit, Studium der heiligen Schriften und das Leben im Bewusstsein göttlicher Gegenwart.

3. ASANA: Asanas sind die Yoga-Stellungen. Ursprünglich ist damit der Yoga-Sitz, der Lotossitz, gemeint. Aber auch alle anderen Yoga-Stellungen oder Asanas gehören dazu. Asana heißt »Einschränkung der Bewegung«, also das Verbleiben oder Verweilen in einer bestimmten Körperhaltung.

4. PRANAYAMA: Pranayama steht für die Regulierung des Atems. Wichtig sind dabei besonders die Pausen zwischen den Atemzügen, nach dem Einatmen und nach dem Ausatmen. Die Übungen des Pranayama dienen der Reinigung des Körpers und der Psyche und lassen den Menschen eine höhere spirituelle Stufe erleben. Die Kontrolle des Atems ist Voraussetzung für Konzentration und Meditation.

5. PRATYAHARA: Pratyahara ist das Zurückziehen der Sinne nach innen, um den Geist zu beruhigen und ihn für Konzentration und Meditation vorzubereiten. Die ganze Aufmerksamkeit ist nur noch auf ein einziges Objekt – ein beliebiges Kontemplationsobjekt, z. B. eine Kerze oder eine Blüte – gerichtet.

6. DHARANA: Dharana ist das Halten, das Aufrechterhalten der Konzentration, der Aufmerksamkeit auf einen Gegenstand, das dann zur Leere in der Meditation führt.

7. DHYANA: Dhyana ist Meditation, Leere, Unbewegtheit des Geistes und das Erleben, in der eigenen Mitte zu ruhen. Die Meditation bildet nun den einzigen Inhalt des Bewusstseins, und der Mensch findet zu sich selbst.

8. SAMADHI: Samadhi bedeutet Versenkung, das Überbewusstsein, das Erleben der Einheit. Es steht jenseits jeder Erklärung und kann nicht durch willentliche Anstrengung erreicht, sondern nur erfahren werden. Wer Samadhi erlebt, ist völlig zur Ruhe gekommen und erkennt das wahre Selbst.

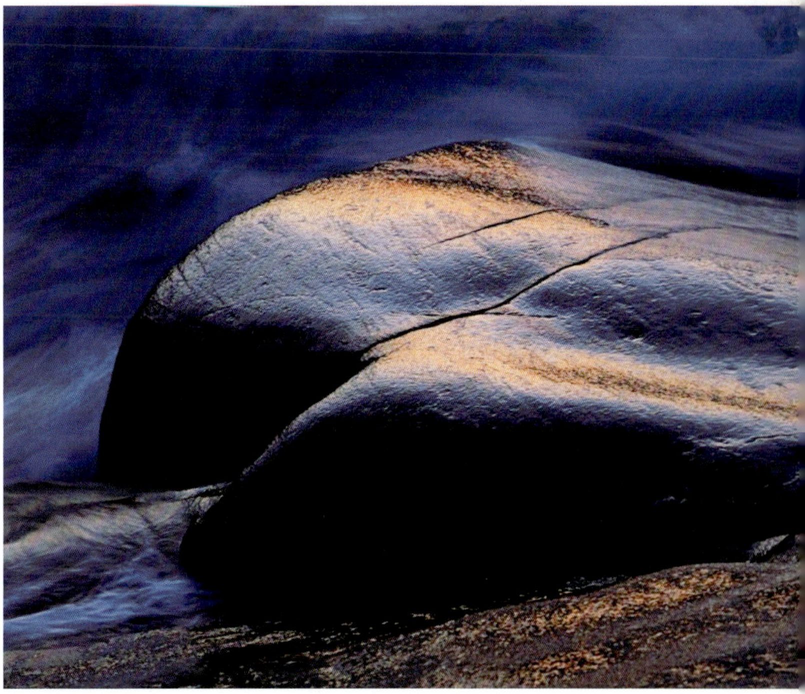

Yoga und Meditation

Den Geist zur Ruhe kommen lassen

DURCH DAS URSPRÜNGLICHE ZIEL des Yoga, den Geist zu klären, innere Harmonie und Frieden zu finden, zum inneren Kern des Selbst vorzudringen und sich selbst zu verwirklichen, ist die Meditation eng mit Yoga verbunden, sie ist ein Teil von Yoga. In der Reihe der acht Glieder des Patanjali (siehe Seite 150f.) bilden die fünfte und sechste Stufe die Vorstufe zur Meditation, die siebte Stufe ist die Meditation und die achte das Ziel der Meditation, das Erleben der Einheit, ein Zustand jenseits von Raum und Zeit.

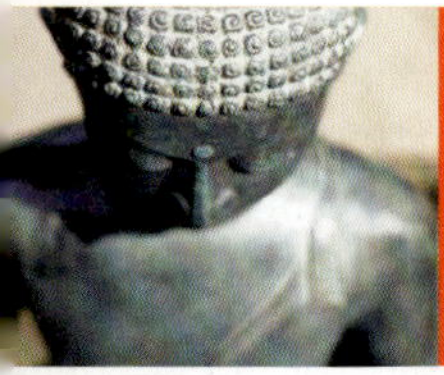

»**DIE GANZE KUNST** der Meditation ist die Kunst, dich zu erinnern, wer du bist.«

Osho

Wege zum Glück

BEWUSST ODER UNBEWUSST ist jeder Mensch auf der Suche nach Glück und innerem Frieden. Es gibt verschiedene Vorstellungen davon und viele Wege, dorthin zu gelangen. Wenn wir uns bei einem Spaziergang an der Natur erfreuen, eine Blume betrachten, die frische Bergluft genießen, aufs Meer oder einen See blicken, in die Flammen eines Feuers oder einer Kerze schauen, einen Sonnenuntergang genießen, ist das Meditation. Der Schreiner, der an seiner Werkbank ganz in seinem Werkstück aufgeht, die Mutter, die einen Pullover für ihr Kind strickt, jeder, der sich an der Gartenarbeit erfreut, meditiert in gewisser Weise. Selbst Teetrinken, Geschirrspülen, Fensterputzen oder die Autoreparatur lassen unsere Gedanken zur Ruhe kommen und stellen eine Form von Meditation dar.
Meditation bedeutet Achtsamkeit und Bewusstheit. Wenn wir unser Tun voll auf eine Sache konzentrieren, dabei achtsam sind und mit unserer ganzen Aufmerksamkeit dabei sind, beruhigt sich der Geist, und wir empfinden anschließend tiefe Ruhe und volle Zufriedenheit.

Formen der Meditation

ES GIBT VERSCHIEDENE Formen von Meditation, etwa die Meditation im Sitzen, bei der einfach der Atem beobachtet wird, oder aktive Meditationsformen – wie zum Beispiel die Meditation im Gehen – bei der die Stille über vorherige körperliche Bewegung erreicht wird. Es gibt auch eine visuelle Meditation über ein Bild, ein Symbol oder ein Mantra.

Mantras sind Töne oder Energien (eine Silbe, ein Wort oder ein Satz), die im Universum immer vorhanden sind und schon immer da waren. Durch das Wiederholen von Mantras in der Meditation können höhere Bewusstseinszustände erreicht werden. Bei den Beschreibungen der Chakras sind jeweils die dazugehörigen Mantras angegeben. Das ursprüngliche Mantra, das alle Töne und Buchstaben enthält, der Anfang und das Ende, das ewige Wort ist das »OM«.

Bei der Meditation wird oft auch eine Mudra eingenommen. Mudras sind Handstellungen, die Körper und Geist beeinflussen und Körperhaltungen verstärken. Sie sind einfach und überall durchzuführen, zudem fördern sie die Konzentration. Die wohl bekannteste Handstellung des Yoga ist die Chin-Mudra. Sie drückt die Verbindung des menschlichen mit dem göttlichen Bewusstsein aus.

Einfache Anleitung zur Meditation

SUCHEN SIE SICH einen ruhigen Platz in Ihrer Wohnung oder in der Natur. Stellen Sie sicher, dass Sie für einen Zeitraum von zehn bis 20 Minuten ungestört bleiben.

- Eine der auf Seite 56ff. beschriebenen Sitzhaltungen wählen, Oberkörper dabei ganz gerade halten.
- Eine Mudra (Handstellung) einnehmen oder die Handrücken locker auf die Oberschenkel oder vor den Körper in die Leistengegend legen.
- Augen schließen oder halb geöffnet lassen und nach unten schauen.
- Ruhig atmen und die Gedanken schweifen lassen – sie ziehen vorbei wie die Wolken am Himmel.
- Aufmerksamkeit nun auf einen Konzentrationspunkt eigener Wahl richten: eine Kerze, eine Blume oder einfach auf den Atem. Atemzüge zählen – von eins bis fünf – und wieder von vorn beginnen. Oder in Gedanken beim Einatmen »ein« und beim Ausatmen »aus« sprechen. Es zählt nur der Atem.

»AUCH WENN der Versuch schwierig sein mag, den Weltfrieden durch innere Wandlung des einzelnen Menschen herbeizuführen, er ist der einzige Weg.«

S. H., der 14. Dalai-Lama

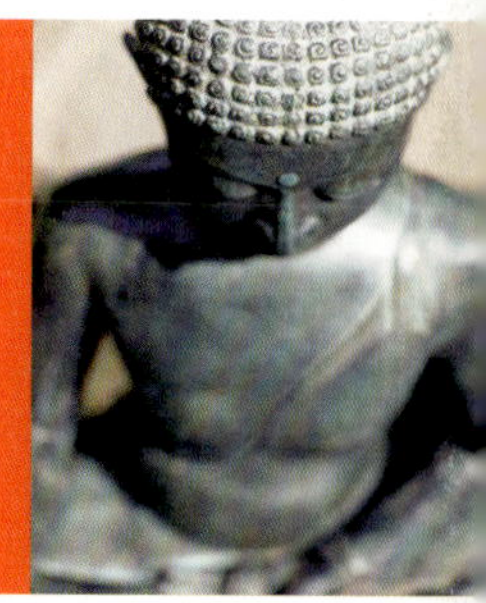

Der Atem verbindet Körper und Geist, er lässt uns innere Ruhe finden. Während des bewussten Atmens wird der Denkprozess verlangsamt – wir leben einfach im Moment, ohne Gedanken an Vergangenheit oder Zukunft. Dieser Moment ist frei von Ärger, Sorgen und Termindruck. Wir können Frieden und Freiheit erleben.

Gesund durch Yoga

Eine bewusste Lebensweise

Yoga und Ayurveda

AYURVEDA IST DIE jahrtausendealte indische Heilkunde. In der »Wissenschaft des Lebens« (Ayur = Leben, Veda = Wissenschaft) geht es um mehr als eine wissenschaftliche Gesundheitslehre. Wie Yoga beruht auch Ayurveda auf dem Prinzip, dass Körper, Geist und Seele eine Einheit bilden. Yoga und Ayurveda haben gemeinsame Wurzeln und waren seit jeher eng miteinander verknüpft.

Nahrungs- und Heilmittel

In der Ayurveda-Medizin ergänzen sich Heilmittel und Nahrung gegenseitig. Ayurveda ist ein altes spirituelles System, das sich mit der Heilung von Krankheiten und mit der Ernährung befasst. Gemeinsam mit Yoga zielt Ayurveda auf den Erhalt von Gesundheit und Vitalität.
Ayurveda findet heute auch im Westen mehr und mehr Freunde. Jeder möchte gesund leben, sich wohl fühlen, Freude haben. Die Lehre, die Entspannung, Erholung, Körperpflege, vitalstoffreiche Kost und natürliche Heilmittel vereint, liegt im Wellness-Trend. So haben ayurvedische Ölmassagen, Bäder, Tees, Körperpflegeprodukte, Medikamente, Nahrungs- und Nahrungsergänzungsmittel seit Jahren auch bei uns Hochkonjunktur.

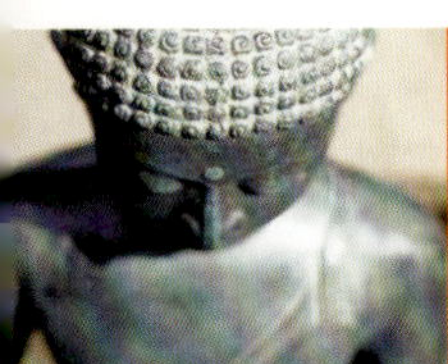

»DIE NATUR ist eine Melodie, in der eine tiefe Harmonie verborgen ist.«

Johann Wolfgang von Goethe

Fünf Elemente

Ayurveda beruht auf der Auffassung, dass der Mensch aus den fünf Elementen Feuer, Wasser, Erde, Luft und Äther besteht. In diesen manifestiert sich Prana, die ursprüngliche Lebensenergie. Die bei unserer Geburt vorherrschende Kombination von Energien bestimmt unsere Veranlagung.
Die fünf Elemente bilden drei Basistypen aus: Beim Vata-Typ dominieren Luft und Äther, bei Pitta Feuer und Wasser, bei Kapha Wasser und Erde.
Die Veranlagung ist die Quelle von Gesundheit, Vitalität und Wohlbefinden. Was wir daraus machen, liegt jedoch bei uns. Durch ausgewogene Ernährung und Lebensweise sowie die Achtung der eigenen Bedürfnisse, wie Wärme oder Kälte, Bewegung oder Ruhe usw., erlangen wir Gesundheit, Wohlbefinden und Harmonie.

Yoga und Ernährung

BEREITS DIE UPANISHADEN erwähnen Yoga-Nahrung: Nahrung ist dort Brahman, also göttliche Realität. Die Einheit allen Lebens zeigt sich in der Nahrungsaufnahme, durch die wir an der Schöpfung teilhaben.

Pflanzliche Kost – Energie aus erster Hand

Energiespender für die Erde ist die Sonne. Der Mensch kann diese Energie nicht direkt aufnehmen – er erhält sie über die Nahrung. Pflanzen nutzen die Energie der Sonne über die Fotosynthese. Essen wir Pflanzen, nehmen wir Energie aus erster Hand zu uns. Fleisch, Fisch oder Geflügel liefern hingegen Energie aus zweiter Hand, da die Energie erst über die Pflanze zum Tier und dann zu uns gelangt. Interessant ist, dass wir hauptsächlich Pflanzen fressende Tiere zu uns nehmen, während wir Fleisch fressende Tiere meiden, mit denen wir noch weniger Energie aufnehmen würden. Der Fleischkonsum in der westlichen Welt ist zu hoch und die industrielle Produktion von Fleisch eine reine Verschwendung. Unmengen von Getreide werden an Tiere verfüttert, bis ein paar Kilo Fleisch auf den Markt kommen. Mit fleischloser Nahrung könnte die gesamte Menschheit satt werden. Vielleicht führen die jüngsten Entwicklungen, welche die Massentierhaltung hervorgerufen hat, zu einem Umdenken. Wer Fleisch isst, sollte dies in Maßen tun und mit Respekt vor dem Lebewesen, das er isst.

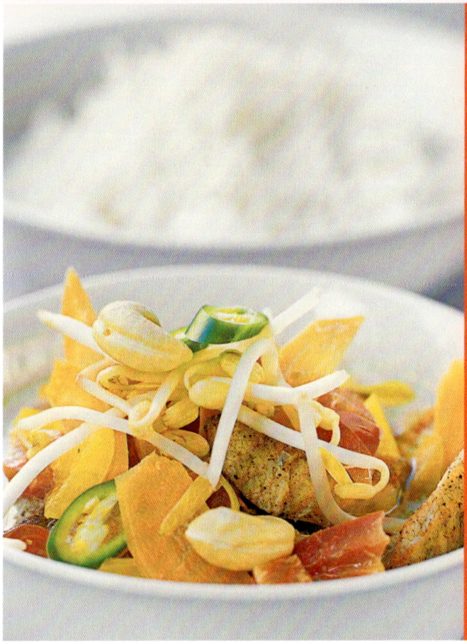

Pflanzliche Nahrung liefert den höchsten Nähr- und Energiewert. Fleisch ist zwar in der Yoga-Nahrung nicht grundsätzlich verpönt, es ist aber weniger nährstoffreich, enthält weniger Vitamine und Mineralstoffe, dafür einen hohen Anteil an Giften, und es macht anfälliger für Krankheiten.

Ausgewogenheit ist wichtig

Ayurveda empfiehlt »sattvische« Nahrungsmittel, d. h. möglichst frische, vitamin- und vitalstoffreiche, naturbelassene Nahrung. Aufputschende Nahrungs- und Genussmittel sowie Weißmehl und weißen Industriezucker sollten wir meiden. Je nach Gesundheitszustand, Konstitutionstyp und Jahreszeit sollte jedoch letztlich jeder für sich selbst herausfinden, welche Ernährung für ihn am geeignetsten ist. Eine ausgewogene Ernährung führt zu Gesundheit und Wohlbefinden.

Übungsprogramme

Bewährte Übungsfolgen

Kurzprogramme (fünf bis 15 Minuten)

1. Aufwärmprogramm

Drei bis zehn Runden Sonnengruß (Ablauf Seite 143 bis 145)

2. Aktivprogramm

Drei- bis sechsmal wiederholen

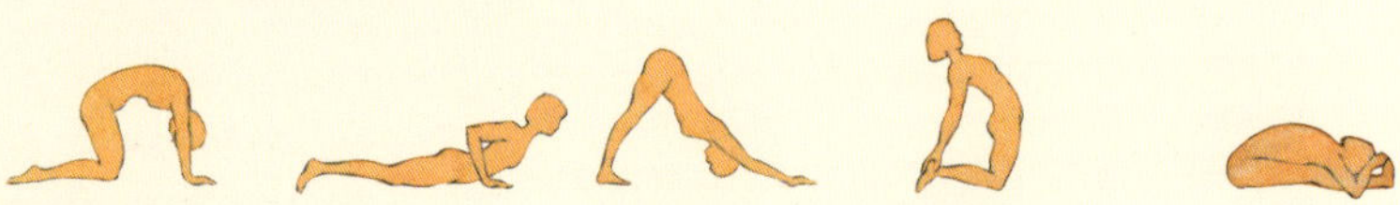

Katze (S. 118)	Kobra (S. 90f.)	Hund (S. 100f.)	Kamel (S. 102)	Eingerolltes Blatt (S. 130)

3. Sanftes Spürprogramm für den unteren Rücken

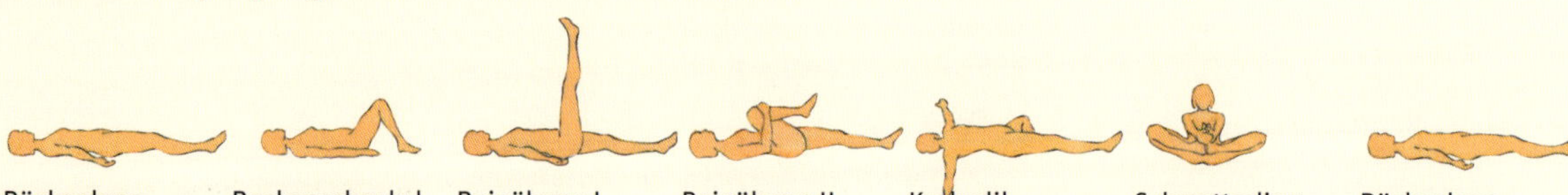

Rückenlage (S. 136)	Beckenschaukel und Beckenkreisen (S. 45)	Beinübung I (S. 59)	Beinübung II (S. 60f.)	Krokodil (S. 70f.)	Schmetterling (S. 62)	Rückenlage (S. 136)

Energieübungen für die einzelnen Chakras (15 bis 30 Minuten)

1. Übungen für das Wurzelchakra

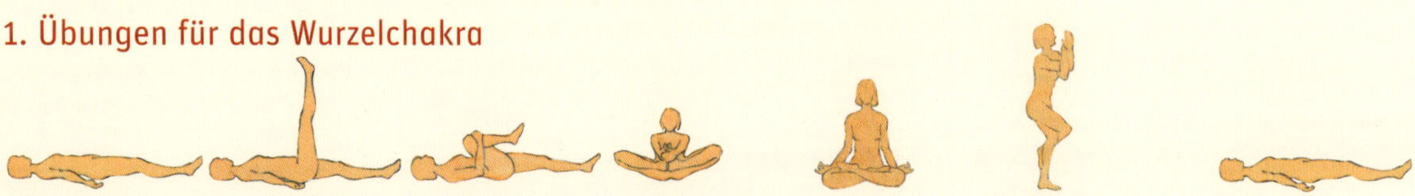

Rückenlage (S. 136)	Beinübungen I (S. 59)	Beinübungen II (S. 60f.)	Schmetterling (S. 62)	Sitzhaltung (S. 56f.)	Adler (S. 63)	Rückenlage (S. 136)

2. Übungen für das Sakralchakra

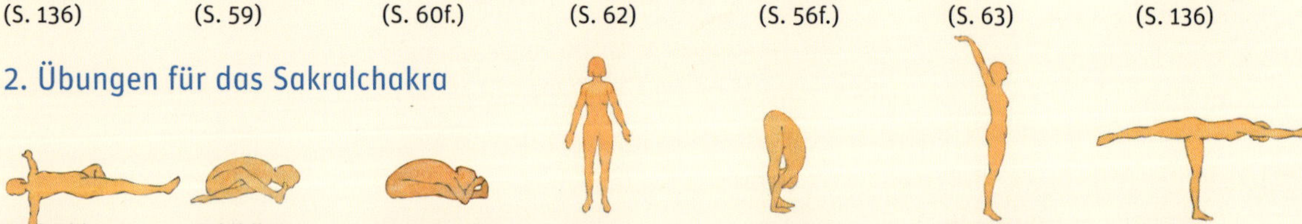

Krokodil (S. 70f.)	Schildkröte (S. 68f.)	Vorwärtsbeuge (S. 76f.)	Berg (S. 142)	Kniekuss (S. 72f.)	Rückbeuge (S. 74)	Waage (S. 75)

3. Übungen für das Nabelchakra

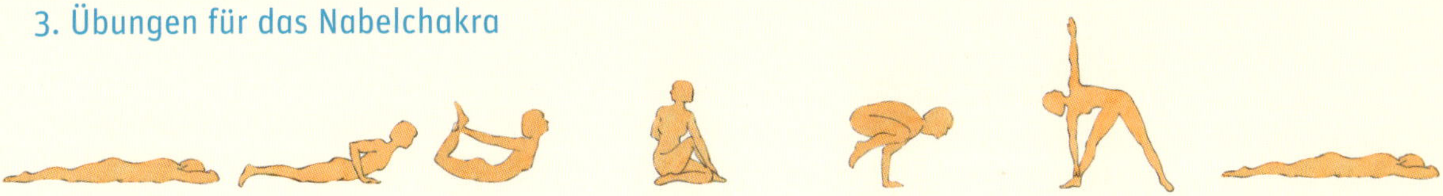

Bauchlage	Kobra	Bogen	Drehsitz	Krähe	Dreieck	Bauchlage
(S. 131)	(S. 90f.)	(S. 84f.)	(S. 82f.)	(S. 88)	(S. 86f.)	(S. 131)

4. Übungen für das Herzchakra

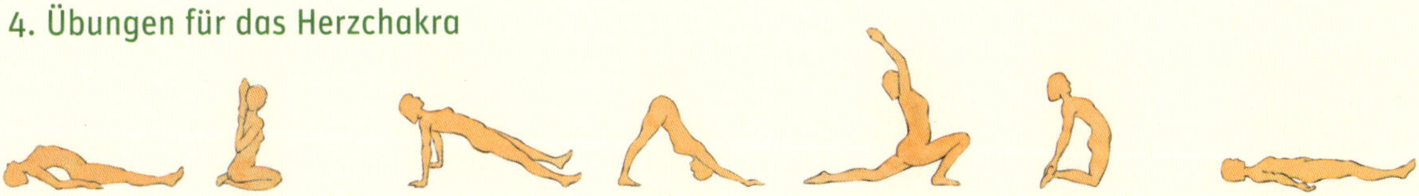

Fisch	Kuhgesicht	Brett	Hund	Halbmond	Kamel	Rückenlage
(S. 103)	(S. 96f.)	(S. 98)	(S. 100f.)	(S. 104f.)	(S. 102)	(S. 136)

5. Übungen für das Halschakra

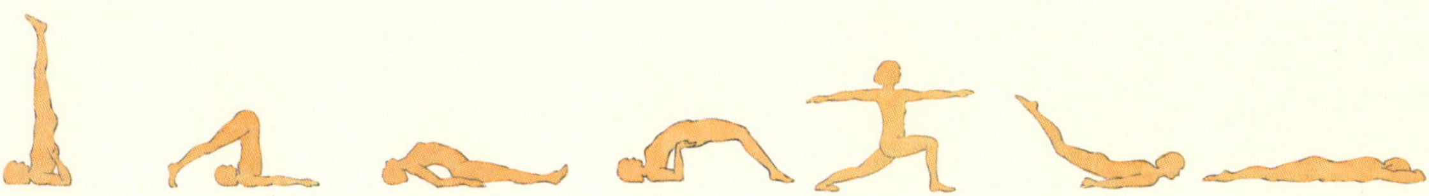

Schulterstand	Pflug	Fisch	Brücke	Held	Heuschrecke	Bauchlage
(S. 112f.)	(S. 114f.)	(S. 103)	(S. 116f.)	(S. 120f.)	(S. 110f.)	(S. 131)

6. Übungen für das Stirnchakra

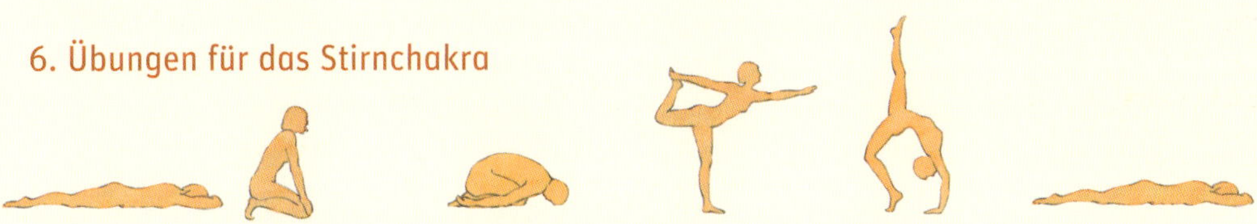

Bauchlage	Löwe	Eingerolltes Blatt	Tänzer	Rad	Bauchlage
(S. 131)	(S. 129)	(S. 130)	(S. 126f.)	(S. 128)	(S. 131)

7. Übungen für das Scheitelchakra

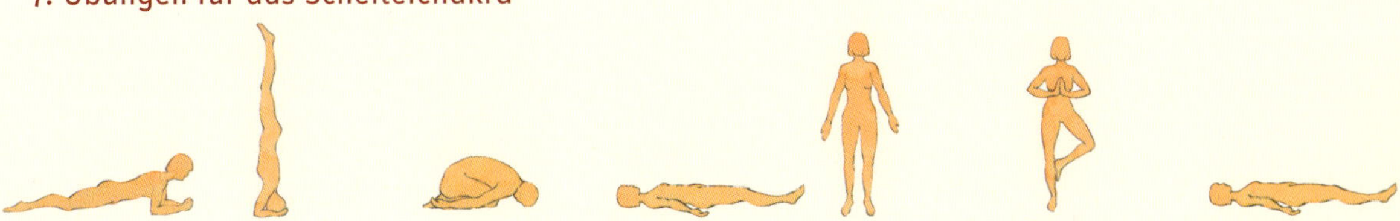

Delfin	Kopfstand	Eingerolltes Blatt	Rückenlage	Berg	Baum	Rückenlage
(S. 137)	(S. 138f.)	(S. 130)	(S. 136)	(S. 142)	(S. 140f.)	(S. 136)

Register

A

Alle Übungen der CD – Übersicht

1 **EINSTIMMUNG**

2 **SONNENGRUSS: 1. Teil, langsam zum Einüben, S. 143ff.**

3 **SONNENGRUSS: 2. Teil, normales Tempo**

4 **SONNENGRUSS: 3. Teil, nur Musik**

5 **ENTSPANNUNG IN RÜCKENLAGE ZUR EINSTIMMUNG, S. 44**

- Beckenübungen, S. 45

6 **WURZELCHAKRA – Einstimmung und Meditation, S. 55**

- Beinübungen I, S. 59
- Beinübungen II, Variante 2, S. 61
- Schmetterling, S. 62

7 **SAKRALCHAKRA – Einstimmung und Meditation, S. 67**

- Krokodil, Variante 1, S. 70
- Vorwärtsbeuge, S. 76f.

8 **NABELCHAKRA – Einstimmung und Meditation, S. 81**

- Drehsitz, Variante 3, S. 83
- Kobra, S. 90

9 **HERZCHAKRA – Einstimmung und Meditation, S. 95**

- Halbmond, Variante 1, S. 104
- Hund, S. 100

10 **HALSCHAKRA – Einstimmung und Meditation, S. 109**

- Die halbe Heuschrecke, S. 111
- Katze, S. 118f.

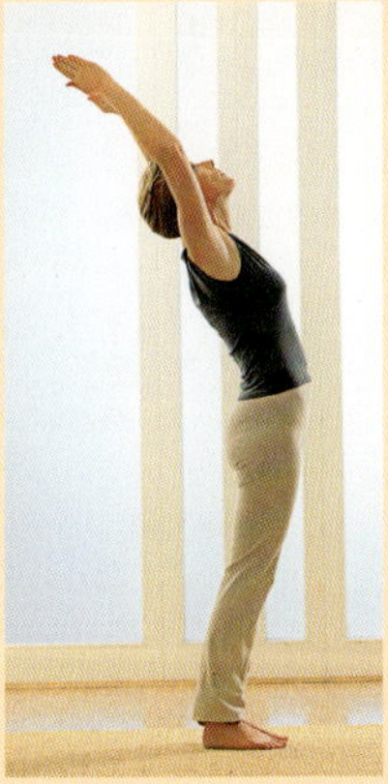

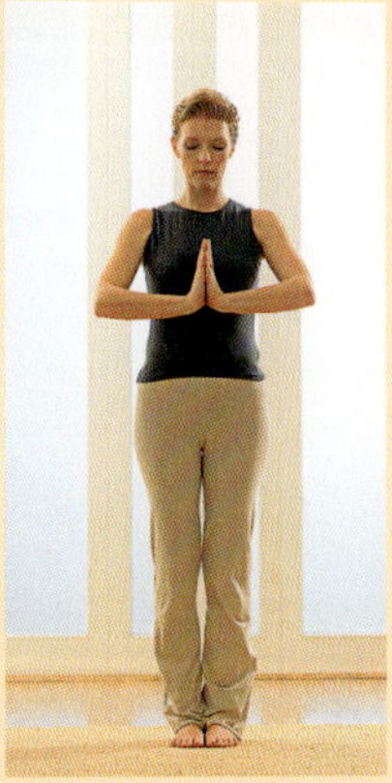

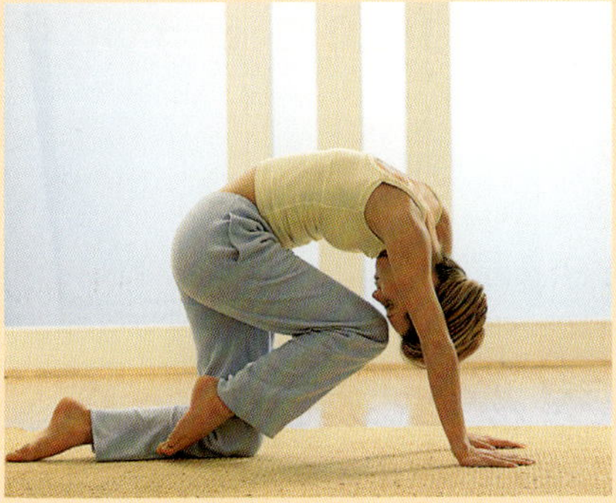

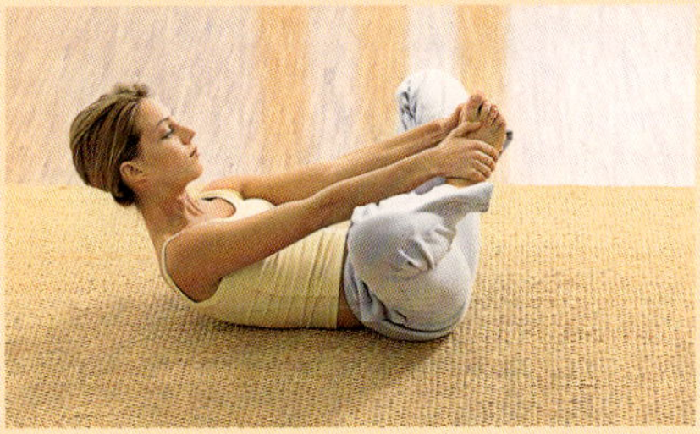

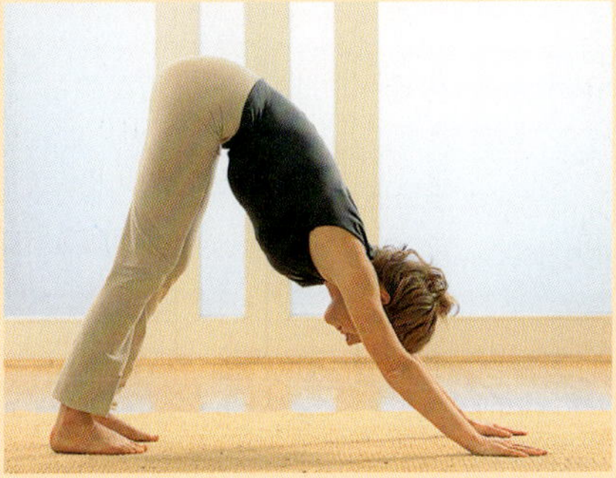

11 **STIRNCHAKRA – Einstimmung und Meditation, S. 125**
- Eingerolltes Blatt, S. 130
- Tänzer, S. 126f.

12 **SCHEITELCHAKRA – Einstimmung und Meditation, S. 135**
- Berg, S. 142
- Baum, S. 140

13 **SCHLUSSENTSPANNUNG, S. 146f.**

14 **YOGA-MUSIK I**

15 **YOGA-MUSIK II**

So üben Sie Yoga mit der CD

DIE CD ENTHÄLT verschiedene Übungsprogramme, die Sie alle gesondert durchführen können.

Einstimmung

Bevor Sie mit dem Üben beginnen, stimmen Sie sich kurz auf die Asanas ein (auf der CD Nr. 1) oder entspannen Sie sich mit oder ohne CD in Rückenlage (auf der CD Nr. 5).
Beginnen Sie immer mit einem kurzen Aufwärmprogramm, z. B. ein paar Sonnengrüßen (Nr. 2) oder Beckenübungen (Nr. 5).

Sonnengruß

Wenn Sie wenig Zeit haben, können Sie nur ein paar Sonnengrüße ausführen.
DER ERSTE ÜBUNGSABLAUF (Nr. 2) ist zum Einüben gedacht. Dabei können Sie die Stellungen einzeln üben und dazwischen atmen.
DER ZWEITE ÜBUNGSABLAUF (Nr. 3) ist im Originaltempo aufgenommen. Atmen Sie dabei jeweils in einer Stellung ein – in der nächsten Stellung aus usw.
DER DRITTE ÜBUNGSABLAUF (Nr. 4) enthält keine Anleitung. Sie können in Ihrem eigenen Atemrhythmus üben.

Übungen für die Wurzelchakras

Wenn Sie ein bestimmtes Chakra aktivieren möchten, können Sie nur die Übungen für das jeweilige Chakra durchführen.

Entspannung

Beenden Sie das Programm immer mit einer kurzen Schlussentspannung (Nr. 13).

WENN SIE MEHR ZEIT HABEN, können Sie das ganze CD-Programm üben. Am Ende der CD hören Sie Musik ohne Anleitung, zu der Sie einfach entspannen oder Ihr eigenes Programm im eigenen Tempo üben können. Denken Sie immer daran, die Übungen nur so weit auszuführen, wie es Ihre Beweglichkeit erlaubt. Gehen Sie nie über die eigenen Grenzen hinaus. Auch eine geringe Dehnung kann viel bewirken!